U0748768

王昌俊辨治恶性肿瘤心得

主审　王昌俊
主编　林举择　黄旭晖

全国百佳图书出版单位
中国中医药出版社
·北京·

图书在版编目（CIP）数据

王昌俊辨治恶性肿瘤心得 / 林举择, 黄旭晖主编.
北京 : 中国中医药出版社, 2025. 8
ISBN 978-7-5132-9470-6

Ⅰ. R273

中国国家版本馆 CIP 数据核字第 2025UT7269 号

中国中医药出版社出版

北京经济技术开发区科创十三街 31 号院二区 8 号楼
邮政编码 100176
传真 010-64405721
河北盛世彩捷印刷有限公司印刷
各地新华书店经销

开本 880×1230 1/32 印张 6.25 字数 146 千字
2025 年 8 月第 1 版 2025 年 8 月第 1 次印刷
书号 ISBN 978-7-5132-9470-6

定价 39.00 元
网址 www.cptcm.com

服 务 热 线 010-64405510
购 书 热 线 010-89535836
维 权 打 假 010-64405753

微信服务号 zgzyycbs
微商城网址 https://kdt.im/LIdUGr
官 方 微 博 http://e.weibo.com/cptcm
天猫旗舰店网址 https://zgzyycbs.tmall.com

编 委 会

前　言

中医药作为中华民族数千年智慧的结晶，承载着历代医家的临床实践与理论探索，既是守护民众健康的瑰宝，更是亟待传承发扬的文化遗产。名老中医药专家的学术思想与临证经验，恰是这门古老学问在当代最鲜活的体现 —— 它们凝结着专家毕生的实践感悟，蕴含着对疾病规律的深刻洞察，是后学成长路上不可多得的明灯。

王昌俊教授深耕中医临床数十载，以精湛的医术、深厚的学养与悲悯的仁心，在中医论治肿瘤方面积累了丰富的实践经验，形成了独具特色的辨证思路与诊疗体系。我们有幸随师临证，目睹其对肿瘤病的精准辨析，见证其用中医药手段为患者解除病痛的实效。

为将这份宝贵的学术财富更好地传承下去，我们在跟师学习的过程中，始终留心记录王教授的临证思路、用药心得、经典案例。从对典型病例的反复梳理中，我们力求全面、客观地呈现王昌俊教授论治肿瘤病的学术精髓。

本书共四章，第一章为中医对肿瘤病的认识与辨治。第二章为肿瘤的病因病机及常用治则治法。第三章为辨治恶性肿瘤临证心得，从辨治脑肿瘤、鼻咽癌、喉癌、甲状腺癌、原发性肺癌、乳腺癌、食管道癌、肝癌、胰腺癌、胃癌、结肠癌、前列腺癌、膀胱癌、卵巢癌、子宫内膜癌、宫颈癌、骨肿瘤、软组织肉瘤、淋巴瘤多方面论述。第四章为肿瘤并发症临证心得，从肿瘤发热、恶性腹水、癌痛、恶病质、恶性肠梗阻、化疗相关性骨髓抑制论述。每种疾病又分别从病因病机、辨证论治、辨治要点、药对应用、医案举隅等方面详细阐述，引经据典，内容翔实。

编写本书，既是对王昌俊教授论治肿瘤病学术思想与临床经验的系统梳理，更是希望为广大中医药同人搭建一个学习交流的平台——让初学者能从中领悟中医辨证施治的精髓，让从业者能借鉴其临证经验以提升诊疗水平，最终为中医药事业的薪火相传与创新发展贡献一份力量。

本书在编写过程中，得到诸位临床一线医务人员的大力支持，在此向他们表示衷心的感谢。由于时间仓促，专业水平有限，书中难免存在不妥和纰漏之处，敬请读者和各位同人批评指正。

本书编委会
2025 年 4 月

目 录

第一章

中医对肿瘤病的认识与辨治

　　王昌俊教授认为中医把人体分为两种状态——健康状态与疾病状态，健康状态就是"中"，疾病状态就是"偏"。"中"可以理解为阴阳平衡，五脏六腑协调，气血津液充盈，如果环境改变，内伤七情，各类兵刃虫兽导致人体的"中"被打破，出现各种倾斜，就会导致疾病丛生。他认为中医病因研究的重点在于研究疾病发生的原因、条件及其发病规律，而中医学理论认为，机体与外部环境之间，机体各组织结构之间，机体内部各种功能活动之间，都处于和谐、协调、"阴阳匀平"的平衡状态，如果由于某种内外因素作用，这种平衡状态遭到破坏，机体不能发挥正常的生理功能，则容易诱发疾病。疾病发生与否及发生的形式，取决于正气与邪气的盛衰，以及正邪相互作用的结果。即正能胜邪，病邪难以侵入，机体的阴阳平衡，则不发病，如若发病一般也很轻浅，易于康复，此即《素问遗篇·刺法论》中所谓"正气存内，邪不可干"；正不胜邪，邪气乘虚而入，机体的阴阳平衡遭到破坏，则疾病发生，此即《素问·评热病论》中所说："邪之所凑，其气必虚。"若邪气较盛，正气较弱，则发病较重。

一、疾病发病学特点

　　1. 体质因素　王教授指出每个人体质都有区别，如林黛玉与张飞体质不同，体质的特殊性往往导致对某种致病因素或疾病的易感性。临床上常见肥胖之人多痰湿，善病胸痹、中风；瘦削之人多火热，易患痨嗽、便秘；年迈肾衰之人，易患腰痛、耳鸣、咳嗽；阳气素虚者，易患寒病；少阳虚弱之人，易患热病等。

　　邪气总是作用于人体后才能发病，由于体质的差异，正邪之间的相互作用也就有差异，决定了发病及疾病的发展变化有不同的趋势。《医宗金鉴》言："人感邪气虽一，因其形脏不同，或从寒化，或从热化，或从虚化，或从实化，故多端不齐也。"临床常见同一种致病因素作用于不同的体质，其发病也不同。如阳气旺盛之人感受寒邪，可出现发热、头痛、恶寒等御邪于肌表的太阳证；而阳气素虚之人感受寒邪，则出现不发热但恶寒、四肢逆冷、下利清谷的邪陷三阴证。

2. 病邪因素　王昌俊教授认为影响病邪的因素主要包括影响病证属性、影响发病形式、影响发病部位三种类型。

（1）影响病证属性：人体虽然通过皮肤与大自然实现部分隔绝，但是大自然的变化还是会对人体造成影响，如寒邪与热邪。邪气是绝大多数疾病发生的重要条件，有时甚至是发病的决定因素，而且邪气还影响所发病证的病理属性。一般来说，阳邪易导致实热证，阴邪易致虚寒证。邪气影响病证的属性具有一般性原则，如湿热致病，常以热证为多、寒证较少；寒邪致病常以寒证为多，至于化热则大多数需要经历一定的过程。

（2）影响发病形式：一般来说，感受风燥暑热、疫疠之邪，或食物中毒，或强烈的精神情志刺激，往往可使气血顿乱逆乱，故发病较急；而饮食失调、情志抑郁、劳倦过度等，大多是逐渐引起脏腑气血失和，所以一般发病较缓慢；外感寒湿之邪，因其性质属阴而沉滞，故发病也多缓慢。可见病邪对于发病形式有重要影响。

（3）影响发病部位：六淫之邪，病多从皮毛而入，其发病多在肌表；情志致病、饮食所伤，发病多从气血和脏腑开始。《灵枢·百病始生》云："清湿袭虚，则病起于下；风雨袭虚，则病起于上。""忧思伤心，重寒伤肺，忿怒伤肝；醉以入房，汗出当风，伤脾；用力过度，若入房汗出浴，则伤肾。"说明邪气对发病的部位有重要影响，即不同的病邪致病，其首发病位各不相同。

3. 情志因素 情志致病在物质充沛的年代越来越常见，毕竟饥饿的年代只有一个烦恼，而吃饱了之后就有无数的烦恼，并且烦恼也越来越年轻化。心理问题是机体对外界刺激的客观反映，当喜则喜，当怒则怒，正常的情志反应不仅不为病，反而有益于身心健康。因情志是以脏腑的功能活动为基础，过于激烈、持久的情志活动，则往往引起脏腑功能紊乱而发病。暴发性的情志障碍如暴怒、暴喜、暴忧、暴恐，导致气血突然逆乱，常可引起眩晕、心痛、中风、癫狂等疾病的发生；长期忧思不解、情怀抑郁，常致气结不畅，气血"一有拂郁，诸病生焉"（《丹溪心法》），如出现噎膈、呕吐、心悸、失眠、胸痹等病证。

4. 行为因素 《素问·宣明五气》说："久视伤血，久卧伤气，久坐伤肉。"饮食不节制、作息不规律是重要的致病因素。良好的行为习惯是健康的重要保证。《素问·上古天真论》云："食饮有节，起居有常，不妄作劳，故能形与神俱，而尽终其天年。"王教授指出，不良的生活方式是疾病发病的重要因素，如嗜食肥甘厚味，加上贪逸少动，容易发生胸痹、心痛病；不吃早餐或长时间紧张工作，容易发生胆胀、胃脘痛；性生活不节或不洁，可导致阳痿、早泄；长期过量吸烟与肺癌发病有密切关系等。行为因素对发病的影响，越来越被人们所认识，国际上已将行为因素引发的疾病，归属于不良生活方式影响的疾病，以提示人们对不良生活方式的重视。

5. 时间因素　俗语有云："三更睡，五更起，阎王给我搬椅子。"王昌俊教授指出疾病的发生及其演变，与年、季、月、日、时的阴阳盛衰消长变化和五行生克规律有一定的内在联系。按运气学说观点，每年运气的太过或不及均影响疾病的发生，如《素问·气交变大论》云："岁木太过，风气流行，脾土受邪，民病飧泄食减，体重烦冤，肠鸣腹支满。"四季气候主令不同，每季的常见病也不一样。春季多风、气温转暖，多发风病、热病；夏季炎热多雨，多发湿热、泻痢；秋季多燥、天气转凉，多发燥病、咳喘；冬季寒冷，多发肾虚、痹病。又如月相的周期变化也影响着人体的生理和发病，月满时血气充实，皮肤腠理致密，一般不易发病；月亏时人体气血较虚，体表卫气较疏薄，则邪气较易侵害肌体而发病。近年来，随着中医时间医学研究的深入，发现许多疾病的发病、转归、消亡有着明显的规律性。如肺胀发病或病情变化的高峰时节在冬季，而就一日而言，大多疾病一般有旦慧、昼安、夕加、夜甚的变化规律。有些疾病则有特殊的变化规律，如哮喘发作的时间多在寅时，主因寅为肺经主时，此时足厥阴之气交于手太阴肺经，又为少阴肾经对应时，肺肾气虚，阳不能制阴，故哮喘患者多寅时发作或病情加重。

6. 地域因素　王教授认为疾病的发病与地域有密切的关系，不同地域的自然环境可使某些疾病的发病率不同。如通过全国流行病学调查，中风病发病率有从南向北逐渐增高的趋势。再如，我国北方高寒地区，气候寒冷，多发痹痛、哮喘等病证；南方湖泊地区，气候炎热多雨，多发湿热、温病等病证。久居潮湿之地，易患风湿、湿阻等病证。《诸病源候论·瘿候》说："诸山水黑土中，出泉流者，不可久居，常食令人作瘿病动气增患。"指出瘿病的发生与水土有关。疾病发生以后，不会停留在一种状态，而是要相互传变，其传变规律除伤寒按六经，温病按卫气营血或三焦，内伤杂病按脏腑病机规律传变外，还存在"久病入络""久病入血""久病及肾"等传变规律。疾病发生以后，病理性质也会发生转化，如寒热转化、虚实转化、阴阳转化；疾病的转归有病情好转、痊愈或迁延、加重、死亡等多种形式。疾病的传变、转化、转归等病理变化，同样取决于正气与邪气之间的相互作用，一般规律为正能胜邪，疾病则由里出表、由阴转阳、由虚转实，由重转轻，向着痊愈的方向转变；若正不胜邪，疾病则由表入里、由阳转阴、由实转虚，由轻转重，向着迁延不愈甚至死亡方向发展。

二、癌症的发病特征

王昌俊教授说健康是"中"，是体内的平衡，是升降出入，维持着人体的生老病死，季节的春生夏长、秋收冬藏，才能使一切井然有序。癌症的本质就是细胞失去了"中"，变得无序生长，违背细胞生长死亡的规律。癌症以脏腑组织细胞异常增生发生异常肿块为其基本特征。究其原因，肿块的发生多责之气滞、痰凝、湿滞、瘀血、毒聚等相互纠结，日久积滞成为有形之肿块。癌症患者素体多虚，加之癌症病变耗伤人体之气血津液，故中晚期患者多出现气血亏虚、阴阳两虚等病机转变。

1. 气滞 气的运行失序，情志不舒，饮食失调，感受外邪，以及痰浊、瘀血阻滞等多种原因均可导致气滞。由于气机阻滞，气血运行障碍，以致病变脏腑或部位出现胀满、疼痛。

2. 痰凝　津液的运行失序，外感或内伤等多种原因导致肺失于布散津液，脾失于运化转输津液，肾失于温煦蒸化水液，痰浊内生。随病变部位的不同而有多种临床表现，在疾病中以咳嗽、咳痰、痰核及痞块为其特点。

3. 湿滞　水的运行失序，外感或内伤等多种原因导致肺、脾、肾功能失调，水液代谢障碍，以致津液停聚而为水湿之患。随病变部位而有多种临床表现，在疾病中以水湿困于中焦脾胃方面的改变，如食欲不振、纳呆、腹胀、泄泻为其特点。

4. 瘀血　血液运行失序，情志不舒，饮食失调，感受外邪，跌仆损伤，以及久病正虚等多种原因均会导致血瘀。由于血行滞涩甚至脉络瘀阻，不通则痛，而引起疼痛，或壅遏发热，久则积块。在疾病中以积块为其突出特点。

5. 毒聚　一切失序的东西，都可能变为毒邪。由于外感热邪，或内生之痰凝、湿滞、瘀血等病理产物壅遏气机，郁久化热，或内外合邪，使热邪亢盛而为毒。热邪亢盛，故发热，迫血妄行而出血，痰凝、湿滞、瘀血壅遏，故可形成肿块。

6. 气虚　主要由于饮食失调，水谷精微不充，气之来源不足，或因大病久病，老年体弱及疲劳过度等，以致脏腑机能减弱，气的化生不足。由于正气不足，不能正常发挥气的推动、固摄、温煦、卫外等作用，而表现倦怠乏力、精神萎靡、自汗、易于感冒等症。

7. 血虚　常由失血过多，脾胃虚弱，营养不良，久病不愈，以及血液化生障碍等原因所致。由于营血亏虚，脏腑经络失于濡养，而表现为头晕目眩、神疲乏力、面色萎黄、唇甲不荣等症。

8. 阴虚　由于燥热伤阴，或久病伤及肾之元阴所致。由于阴精匮乏，失于濡养脏腑经络百骸的功能，故出现口干唇燥、皮肤干燥等症，阴虚则阳亢，故出现五心烦热、潮热盗汗等虚热症状。

9.阳虚 多由气虚进一步发展，气损伤阳而致。由于阳气虚衰，失于温煦，而表现神倦嗜卧、少气懒言、形寒肢冷等虚寒症状。

三、癌症的治疗原则

在充分总结前人关于肿瘤的经典诊治理念基础上，王昌俊教授提出"促瘤休眠""带瘤生存"理论及"治理内环境治疗恶性肿瘤"理论。他指出中医治疗肿瘤的重点在于纠正"邪正失衡"的状态，维持"邪正双方动态平衡""促瘤休眠"，改善患者症状，提高其生活质量，延长其生存期，使患者临床受益，达到"带瘤生存"的目的。这是中医治疗肿瘤的特点和优势所在。

王昌俊教授提倡中西医结合，宏观、微观辨证相融合，以现代科技手段发展扩大深化中医诊断、辨证的视野，丰富辨证论治的内容，西为中用。同时他主张中医肿瘤的治疗应将证候规范化，有客观、量化、标准的病证指标，不断充实、完善、发展中医肿瘤学学术体系。他结合中医理论、中医大数据和大数据机器学习技术，提出适用于中医智能化的理论和方法，以现代科技发展中医望诊的理论基础和临床应用。他与华南理工大学合作，研发基于云平台的中医望诊证素辨证系统辅助中医辨证，并用于远程会诊。此项目获得广州市科技计划重大项目立项资助。

他提出辨证、辨病、辨症治疗原则抗肿瘤，即在辨证的基础上，根据中医辨证性质、肿瘤发病部位和肿瘤细胞特性，有针对性地选择现代药理研究具有"抗癌"作用的中药，再加上对症治疗，可进一步提高肿瘤治疗的临床疗效。他还充分发掘中医外治法治疗肿瘤，强调肿瘤的中医治疗需要综合运用内服、外敷、熏洗、针灸等多种方法，汲取各种方法的优势，在辨证论治的基础上将治疗效率达到最佳的状态。

第二章

肿瘤的病因病机及常用治则治法

第一节　病因病机

一、气滞血瘀

气属于阳，血属于阴，两者之间阴阳相随，相互依存、相互为用。气滞血瘀证，是在病理情况下，由于各种内在和外在的原因，引起气的运行失调及血的生化无源，而出现气郁、气滞等气病，血虚、血瘀等血病。气血之病互为因果，相互搏结于内，气滞日久必瘀血，血瘀必兼气滞，日久成疾，积聚成块。在肿瘤的发病过程中，随瘀滞部位的不同而形成各种肿瘤。如巢元方《诸病源候论·噎膈》曰："此由忧恚所致，忧恚则气结，气结则不宣流，使噎。噎者，噎塞不通也。"皇甫中《明医指掌》指出："若人之气循环周流，脉络清顺流通，焉有瘤之患也。"从以上记载可以看出，由于气血不和，造成的气滞血瘀，脉络阻滞与癌的形成均有关。气滞血瘀造成的器官肿瘤常累及肝、肺、胃肠、经络，常见于肺积、肝积、乳岩、噎膈、反胃、肠蕈、女子带下病等。

现代医学对血瘀证的研究已经证实大多数肿瘤患者的血液处于高凝状态，表现为血液流变学的明显改变，患者的血沉、纤维蛋白原、血小板黏附等功能均明显增高。血液黏度的增高有利于癌细胞"着床"，也正因为此，益气活血法也被认为是肿瘤治疗大法。但也有学者认为益气活血法可促进肿瘤的转移，王教授认为活血化瘀法在肿瘤的治疗中是经常使用的大法，活血药与健脾益气药物同用不仅不会促进转移，而且可以抑制转移。如王教授在治疗血瘀型的肿瘤时常使用生黄芪、莪术，或生黄芪、三七，这不仅纠正了血瘀证的高血液黏度，而且可阻止肿瘤细胞"着床"，从而切断了肿瘤细胞转移的可能。

二、湿聚痰结

湿毒与浊气互结而成恶疮，流注周身，留于胸腹，成为腹水、胸腔积液；泛于体表而成浮肿，流注关节而成阴疽；流注肌肤而成痈疽溃烂，创口难收等。古代医家认为"百病多因痰作祟""怪病当属于痰"。元代朱丹溪首先提出："凡人身上、中、下有块者多是痰。"《医学入门》曰："盖瘿瘤本为一种，皆痰气而成。"赵献可《医贯》认为噎膈是"多升少降，津液不布，积而为痰为饮"。

三、毒热内结

毒热，为火热温毒之邪，其性炎上，易耗气伤津，生风动血，易生痈肿疔疮。火热之形成，可由外感六淫之邪和内生火热而成。火与热同类，有"火为热之极，热为火之渐"之说。毒热致癌的机理，历代医家早有论述，宋代《咽喉脉证通论》论喉菌曰："此证因食膏粱炙煿厚味过多，热毒积于心脾二经，上蒸于喉，结成如菌。"清代《医宗金鉴》论茧唇曰："茧唇脾胃积火成。"并说："鼻渊胆热移脑，风寒火。"意思是说鼻渊是因胆经之热，移于脑髓，外因风寒凝郁，火邪而成。《医宗金鉴·喉疳》曰："由肾液久亏，相火炎上，消烁肺金，熏燎咽喉。"从以上历代医家的描述可看出，在肿瘤的发生发展过程中与毒热在体内的蓄积有着重要关系。

现代药理试验已经证实，清热解毒药物具有明显的抗癌作用，如常用的清热解毒药白花蛇舌草，体外药理试验表明对急性淋巴细胞型、粒细胞型、单细胞型及慢性粒细胞型肿瘤细胞有较强的抑制作用。夏枯草对小鼠肉瘤、宫颈癌有抑制作用，煎剂能抑制艾氏腹水癌的生长。山慈菇的化学成分之一秋水仙碱及其衍生物秋水仙胺，对多种动物移植性肿瘤均有抑制作用。

四、阴阳失调

阴阳失调，即阴阳消长失去平衡协调的简称，是机体在疾病的发生发展过程中，由于各种致病因素的影响，机体的阴阳消长失去相对平衡，从而形成阴阳偏盛、偏衰，或阴不制阳、阳不制阴的病理状态。同时，阴阳失调又是脏腑、经络、气血、营卫等相互关系失调，以及表里出入、上下升降等气机失常的概括。年龄越大阴阳失调，的可能性越大，癌瘤发生的可能性也就越大。历代中医均指出肿瘤的发病与脏腑功能失调、年龄、性别等有关。如隋代巢元方《诸病源候论》指出："癥者，由寒温失节，致脏腑之气虚弱，而饮食不消，聚结在内。"明代申斗垣论癌时曰："癌发四十岁以上，血亏气衰，厚味过多所生，十全一二。"明代张景岳云："少年少见此症（噎膈），而惟中年气血耗伤者多有之。"元代朱丹溪指出："噎膈多由气血衰弱而成。"就性别而言，男女也有一定的差异，《仁斋直指方》曰："癌者男则多发于腹，女则多发于乳。"《医宗必读》曰："噎膈反胃，若脾胃虚伤，运化失职，不能腐熟五谷，变化精微，朝食暮吐，暮食朝吐，食虽入胃，复反而出，此反胃所由成也。"从以上论述可看出，年老体衰，脏腑功能失调影响着各种肿瘤的发生和进展。

第二节 常用治则治法

一、扶正固本法

(一) 概述

王教授善用扶正固本法治疗肿瘤。扶正固本类治法，包括益气健脾、补血养血、补肾益精、养阴润燥等治法，目的皆在于增强机体抗病、防病及自身修复能力。在肿瘤患者中，绝大多数患者属本虚标实之候，故治之大法，当以扶正培本、抗癌祛邪为务，扶正与祛邪又当辨证应用。一般而言，肿瘤早期尚小，机体正气尚盛，多属正盛邪轻之候，治当以攻为主，或兼以扶正，或先攻后补，即祛邪以扶正之法。肿瘤中期正气多已受损，但正气尚能与邪气抗争时，治以攻补兼施。肿瘤晚期多正气衰弱，正虚邪盛，气阴亏损，治当以扶正为主，或兼以祛邪，或先补后攻，即扶正以祛邪。

恶性肿瘤是机体在全身性疾病基础上的局部表现。中医学对肿瘤的认识着重整体观念，从人体正邪消长而论证。《医宗必读》中论述肿瘤提出："积之成也，正气不足而邪气踞之。"《外证医案汇编》更进一步明确提出："正气虚则成岩。"所以说，癌症的发生、发展是一个正虚邪实的过程，在病灶局部表现多为邪实，而患者整体的表现多是正虚，正气内虚是肿瘤发生和发展的根本原因。在《诸病源候论》中说："凡脾肾不足，虚弱失调之人，多有积聚之病。"大多数外界因素也是在人体正虚的情况下，侵入机体而发病的。

（二）作用

王教授认为扶正固本法是肿瘤的根本治疗大法之一，具有以下作用。

1. 减轻放化疗毒副反应，增强放化疗的效果 恶性肿瘤患者接受放疗或化疗，常使机体发生耗气伤阴，脾胃受损，影响气血生化之流通和肾主骨生髓的功能。中医扶正治疗对放疗有益气养阴、滋补气血、滋补肝肾、健脾和胃的作用；对化疗有健脾益肾、疏肝和胃、补益心脾的作用。实验证实扶正固本法能保护和改善骨髓造血功能，提高血液细胞成分。在放疗和化疗后用中医扶正培本治疗，不但可大大减轻放化疗毒性反应，使患者顺利完成疗程，并且对稳定机体内环境具有良好的作用。

2. 提高手术治疗效果 手术是治疗恶性肿瘤的重要手段，但可造成机体创伤，引起脏腑、阴阳、气血的失调，从而导致一系列后遗症或并发症，中医扶正培本治疗可有效提高手术治疗效果。

3. 提高肿瘤患者的免疫功能，改善术前或术后症状，减轻手术的后遗症 中医扶正固本法能促进机体免疫功能，提高淋巴细胞增殖和网状内皮系统活力，从而增强对外界恶性刺激的抵抗力。扶正方药有直接抑癌、控制癌细胞浸润和转移的作用，能预防肿瘤的发生和发展。

（三）应用

1. 健脾益气法 中医认为，脾胃为后天之本，疾病的不同时期和阶段都应该注意顾护脾胃之气。如明代张景岳说："脾肾不足及虚弱失调之人，多有积聚之病。"《外证医案汇编》中也明确指出："正气虚则成岩。"由此可见，正气虚弱是恶性肿瘤形成和发展的根本条件。肿瘤细胞相对于人体来说为邪，而人体正气应驱邪外出，若正气虚，无力抗邪，肿瘤细胞就不断滋生，正所谓"邪之所凑，其气必虚"。健脾益气法可以应用于肿瘤发病的不同阶段。王教授临床运用健脾益气法常选用具有补益中气的药物，如黄芪、白术、党参、太子参、甘草、黄精、生山药、白扁豆等。

2. 益气养阴法　肿瘤中、晚期患者，由于癌毒之邪日趋旺盛，正气日益亏损，患者多出现乏力、发热、口干、便秘、自汗等诸多气阴两虚症状。而且临床上的放射线治疗是一种带有"火热"性质的物质，长期作用于人体会产生很强的伤阴症状，临床上长期接受放射线治疗的患者多出现口干、口苦、口渴、咽喉疼痛、周身乏力、失眠等气阴两伤的虚损证候。因此在治疗上也多采用益气养阴的治疗方法。王教授临床运用益气养阴法常选用具有益气养阴功效的药物，如太子参、西洋参、麦冬、天冬、石斛、天花粉、鳖甲等。

3. 健脾益肾法　恶性肿瘤患者发展到晚期，伴随着骨转移或者其他部位的转移，多出现膝软腰酸、头目眩晕、形体消瘦、精神萎靡等肾虚症状。长期化疗的患者也容易出现因化疗药物引起的肾毒性症状，如耳鸣、头晕、腰痛、尿频、乏力、腹泻、便秘等，皆可从中医的肾虚论治，采用健脾益肾法进行调理。王教授临床运用健脾益肾法常选用具有补肾健脾功效的药物，如枸杞子、牛膝、女贞子、菟丝子、肉苁蓉、补骨脂、熟地黄、黄精、何首乌等。

二、清热解毒法

（一）概述

王教授认为，毒的含义很广，凡是对人体有害的物质皆谓之毒，从病因论述有热毒、湿毒、火毒之分，其中热毒与肿瘤的关系较密切，而中医的热毒证候相当于炎症的表现。由于肿瘤的机械压迫，致使脏器的管腔、血脉受压迫或梗阻，造成全身脏器功能失调及气血循行障碍，容易发生感染。此外，肿瘤本身血供不足，引起坏死、液化、溃烂，也可产生炎症。肿瘤细胞新陈代谢的产物，也会刺激体温调节中枢，致使体内平衡失调，引起癌性发烧。事实证明，凡有肿瘤的地方，就有炎症存在，而炎症会降低机体的抗癌能力。肿瘤组织及其周围炎症会加速肿瘤的生长及恶化，所以消除炎症、清除和降解体内毒素是治疗恶性肿瘤重要的手段。

（二）作用

1. 具有清除癌性毒素的作用　癌肿到了中晚期，由于癌细胞恶性增强及全身脏器病理生理的变化，特别是癌热的灼津，出现阴虚证候，交感神经系统大都处于兴奋状态，代谢旺盛，体内醛固酮、酪氨酸、单胺氧化酶等含量增高。癌肿引起胸腔积液和腹水、小便不利、腹胀、便秘，癌毒刺激神经、皮肤、肌肉和关节，导致酸痛或剧痛，或因久病耗津伤阴，容易出现口干舌燥、烦躁难眠等肝肾阴虚证候。清热解毒药除具有抗菌消炎作用外，还具有比抗生素更为优越的降火、排毒、凉血、止血、通便利尿、生津润燥、安神宁心等功能，王昌俊教授临床上针对不同病情，分别选择不同性能的清热解毒药治之。

2.具有提高机体抗癌免疫功能的作用　热毒蕴结，必会演变成阴阳失衡，以致削弱正气，这与现代医学认为炎症的存在会降低机体免疫功能的观点是一致的。清热解毒药可清除体内蕴热，祛除毒素，有利于减轻机体的创伤和负担，自然就会增强其免疫功能。实验证明不少清热解毒药能增强单核巨噬细胞系统的功能，降低体内毒素对机体的毒性刺激，调整人体内环境平衡，如白花蛇舌草除具有广谱抗菌作用外，又能使网状内皮系统显著增生，网状细胞增生肥大、胞浆丰富、吞噬活跃，同时能增强白细胞的吞噬能力；蒲公英能提高淋巴细胞的转化率；臭牡丹对大鼠免疫功能有不同程度的促进作用，尤其是促进巨噬细胞的吞噬功能方面更为显著；应用山豆根在手术前短期治疗后，在手术切除标本的肿瘤组织周围出现较明显的淋巴细胞样反应，伴有不同程度的癌细胞退化，提示它们能增强宿主的抗肿瘤免疫反应。山豆根提取物及乙醇可溶部分均有增强网状内皮系统廓清功能，说明山豆根不仅有抑瘤作用，也有促进免疫形成的作用。此外，青黛、黄连、黄柏、黄芩也有明显免疫促进作用。清热解毒药的免疫机理除了有些药物本身的特异免疫功能外，不少药物是多种功能的配合，有的是通过抗菌抗病毒作用来活跃免疫机能，有的是在抑制肿瘤的基础上提高抗肿瘤的免疫力，所以对其免疫原理要进行综合考虑。

3. 具有直接抑瘤的作用　我国对中草药的抗癌研究已有较长的历史，近30多年来，通过对多种中草药，多个复方的大量筛选，发现了多种药物、多个复方有抗癌活性。其中较有苗头者，大都属清热解毒的苦寒之品，这些药物具有一定的细胞毒作用，有的是提高机体免疫功能，从而起到抑制癌细胞的生长；有的是通过调节机体内在环境，纠正阴阳偏颇，达到抗癌作用。

4. 减轻手术、放疗、化疗的副反应，增强疗效 凡是癌热炽盛、阴阳偏颇显著，体内炎症反应严重的患者，在未行调理之前即行手术，术中或术后不但并发症多，而且恢复慢，效果也差，如能在手术前先行辨证施治、清其热毒、平衡阴阳之后再行手术，术后针对创伤性炎症，给予扶正培本，佐用清热解毒或消导之品，能显著减轻手术并发症，促进胃肠功能的恢复，加速创口的愈合，缩短住院期，提高疗效。从中医观点，电离辐射是一种热性杀伤物质，热可化火，火能灼津而渐成阴虚证候；电离之"火"，与癌毒互搏，伤败之物与热互蕴，痰积成毒，所以"阴虚"与"热毒"是放射治疗（特别是头颈部）最常见的不良反应。在放射治疗的同时配合扶正养阴、清热解毒之品，诸如麦冬、天冬、沙参、白茅根、知母、石斛、太子参、茯苓、金银花、黄芩、白花蛇舌草等，进行辨证施治，可减轻副反应，有助于放射治疗任务的完成，并能明显提高疗效。放疗之后，继续给予滋阴生津、清热解毒治疗，对巩固疗效，预防再发，确有独到之功。化疗同时配合内服和胃降逆止呕药，佐以扶正培本，能提高化疗疗效，减轻不良反应。

5. 调节机体内部失衡，提高机体免疫功能 清热解毒药抗瘤作用的另一机理是通过调动机体免疫功能，增强淋巴细胞和吞噬细胞对肿瘤细胞的杀伤能力。如白花蛇舌草、半枝莲、山豆根、冬凌草、天花粉等，不但具有抗瘤活性，又能扶正固本，所以临床上应用较广。

（三）应用

清热解毒药既不是细胞毒类，也不是直接的免疫增强剂，而是属中医清热降火、排毒消炎之类，如黄连、黄芩、黄柏、大黄、山栀子、龙胆草、金银花等中药，用于治疗热毒之病，随着热毒降解、炎症消除、阴阳失调纠正，体内抗癌积极因素随之调动，间接地起到抗瘤效果。清热解毒药大都属苦寒之品，久服容易伤胃，特别是脾胃虚寒之体，不良反应更为明显，如能在应用之时适当配伍调理脾胃药物，如参、术、苓、草之类，既可防止不良反应，又能提高疗效。热毒与机体互搏，邪正相争，必伤气血，在运用清热解毒药的同时，根据病情需要，伍用扶正培本之物，除四君子汤外，酌情选加黄芪、枸杞、黄精、茯苓、女贞子之类中药。可以纠正热邪伤正证候，提高免疫功能，同时能增强抗菌、抗病毒和抗癌之效果。

热毒内蕴，也会造成气血循行壅滞，瘀血的病理状态又能引起热毒郁积，两者互为因果，因此在使用清热解毒疗法的同时，如有瘀血见症，应佐用活血化瘀之品。一方面可以疏通血脉，改善循环，增加肿瘤组织的血液灌注量，提高癌细胞的氧含量，从而增强癌细胞对放射的敏感性，同时也有利于将化疗药物顺利输送到病变部位从而发挥其抗癌效应。肿瘤组织及周围循环改善，新陈代谢后的废物容易吸收和排泄，促进炎症的提前吸收和修复以增强清热解毒的功效。

三、活血化瘀法

(一) 概述

王教授认为，以活血化瘀法来治疗肿瘤较为普遍，特别西医有关肿瘤高凝学说与中医血瘀理论有高度相似之处，因此活血化瘀法更应引起人们重视。深入研究活血化瘀法治疗肿瘤的临床与实验，以现代医学手段进行验证与提高，对中西医结合防治肿瘤无疑有极大的促进作用。

在中医历代文献中，肿瘤常包括在癥瘕积聚之内。早在《黄帝内经》中就有四篇论及积、伏梁、石瘕与血瘀证的关系。如《素问·举痛论》曰："寒气客于小肠膜原之间、络血之中，血泣不得注于大经，血气稽留不得行，故宿昔而成积矣。"《灵枢·百病始生》曰："厥气生足悗，悗生胫寒，胫寒则血脉凝涩，血脉凝涩则寒气上入于肠胃，入于肠胃则䐜胀，䐜胀则肠外之汁沫迫聚不得散，日以成积。"又曰："卒然多食饮则肠满，起居不节，用力过度，则络脉伤……肠胃之络伤则血溢于肠外，肠外有寒汁沫与血相抟，则并合凝聚不得散，而积成矣。"《素问·腹中论》曰："伏梁裹大脓血，居肠胃之外。"《灵枢·水胀》曰："石瘕生于胞户，寒气客于子门，子门闭塞，气不得通，恶血当泻不泻。衃以留止，日以益大。"文中"血泣，血脉凝涩，汁沫与血相搏并合凝聚不得散、脓血、恶血"等血的功能异常，即是肿瘤的病理基础。明《外科正宗》曰："瘰癖皆缘内伤过度，气血横逆，结聚而生。初起腹中觉有小块举动，牵引作痛，久则渐大成形，甚者翕翕内动。"亦指出瘰癖的病因及气血结聚这一病理状态。清代王清任曰："气无形不能结块，结块者，必有形之血也，血受寒则凝结成块，血受热则煎熬成块。"血瘀必有寒、热之分，显然比《内经》更进了一步。清代唐容川更明确指出："瘀血在经络脏腑之间，则结为癥瘕。"肯定了癥瘕与瘀血的关系。清代名医叶天士的《临证指南医案》一书中《噎膈反胃篇》有医案用逐瘀法，选用桃仁、红花、延胡索、郁金等药物。徐灵胎批注曰："噎膈有瘀者极多，此方为宜。"噎膈、反胃的证候与食管贲门癌极为相近，血瘀证亦不少见。

（二）作用

1. 增强手术、放疗、化疗和免疫治疗的疗效　活血化瘀药物主要是改善微循环，促进炎症吸收，从而减轻病理损害，促进增生或变性的结缔组织复原。肿瘤术后在扶正基础上配合活血化瘀治疗，可促进创口提前愈合，减少手术后遗症，降低手术过程中肿瘤细胞转移和种植的机会。放疗同时配合活血化瘀可改善癌瘤周围组织及瘤体的微循环，增加瘤体的血液灌注量，改善癌细胞的缺氧状况，提高放疗的效果。化疗和免疫治疗同时配合活血化瘀法，有利于抗癌药物、免疫抑制剂及机体淋巴细胞充分作用于瘤细胞而提高疗效。

2. 调整机体的免疫功能　活血化瘀药物对机体免疫功能有双向调节作用，既有免疫抑制作用，又有免疫增强作用，活血化瘀药为主的方剂能显著增强实验动物巨噬细胞百分率，如当归补血汤等可增强网状内皮系统的吞噬作用和非特异免疫功能。

3. 调节神经和内分泌功能　活血化瘀药物对中枢神经系统有调节作用，可恢复内环境平衡，有助于对肿瘤的抑制，又能调整内分泌功能，可使尿酮及游离皮质素明显提高，预防放射性纤维化，减少不良反应。通过活血化瘀药对前列腺素影响的观察，表明活血化瘀药物通过拮抗作用而发挥其抗炎效应，从而抑制结缔组织增生，包括胶原纤维的生成及合成。活血化瘀药物作用于大鼠肺纤维模型，有改善血液循环、抗血管痉挛、保持微循环通畅、抑制结缔组织细胞增殖，从而抑制胶原纤维形成的作用。

4. 具有杀灭肿瘤细胞的作用　据动物实验及临床实践，活血化瘀药物中具有灭癌和抑癌作用的药物有三棱、莪术、三七、川芎、当归、丹参、赤芍、红花、延胡索、乳香、没药、穿山甲（现用代用品）、大黄、全蝎、五灵脂、归尾、喜树、降香等。

5. 对抗肿瘤细胞引起的血小板聚集及瘤栓的形成　如血竭、桂枝、牡丹皮、赤芍、桃仁、红花等体外均有较强的抑制血小板聚集作用，减少血栓对瘤细胞的保护，有利于免疫系统对瘤细胞的清除。

6. 其他　降低血小板黏附聚集，降低纤维蛋白含量，加速纤维蛋白的溶解，增加血流量，改善血液循环及机体的高凝状态，使肿瘤细胞处于抗癌药及机体免疫功能控制下。然而亦有人通过体外动物实验发现，活血化瘀药物中丹参及赤芍有促进癌细胞扩散及转移作用，且能抑制细胞免疫及体液免疫功能。王教授在使用活血化瘀药物时选用扶正固本补虚中药与活血化瘀中药，如黄芪、茯苓、党参等，可提高机体抗病能力及调整酶系统，促进自身免疫功能，实验证实补气健脾药与活血药同用，不仅不会引起转移，而且可以抑制转移。

第三章

辨治恶性肿瘤临证心得

第一节 脑肿瘤

脑肿瘤亦称颅内肿瘤，多数是起源于颅内各组织的原发性肿瘤，而继发性颅内肿瘤则来源于身体其他部位的恶性肿瘤转移或邻近肿瘤组织的侵入。

历代中医古籍中并无"脑瘤"之名，但均可表现为头痛、头晕、恶心呕吐、视物模糊或复视、肢体麻木或活动障碍等，多属于"头痛""中风""痫证""眩晕"等范畴。如《素问·奇病论》指出："人有病头痛以数岁不已……当有所犯大寒，内至骨髓，髓者以脑为主，脑逆故令头痛，齿亦痛，病名曰厥逆。"《中藏经》云："头目久痛，卒视不明者，死。"即为脑肿瘤患者始见头痛，继之目盲，不治而死的记载。

脑肿瘤近年来发病率越来越高且容易误诊漏诊，常要与中风、血管神经性头痛、癫痫等相鉴别。男性稍多于女性，任何年龄都可发病，但 20 ～ 50 岁居多。神经胶质细胞瘤占脑原发性肿瘤的60%；恶性胶质细胞瘤平均生存时间为 1 年。

按脑肿瘤的生长特点与扩散途径一般分为三型：脑膜瘤及生长较快的胶质瘤多为扩张型；大多数胶质瘤多为浸润型；继发肿瘤多属弥散型或多灶型。目前手术仍是主要的西医治疗方法，易出现复发转移。放射治疗是脑肿瘤手术切除治疗外的主要辅助手段。近年来，替莫唑胺联合放疗、靶向治疗联合化疗在脑肿瘤患者中的应用效果尚可。颅内肿瘤对神经系统的侵袭及手术的损伤，会造成患者不同程度生活能力丧失甚至残疾，对人体造成巨大危害。

中医药对脑肿瘤的治疗已经显示出了独特的疗效，越来越受到重视。同时可有效改善脑肿瘤手术、放疗等所造成的损伤，王教授辨治脑肿瘤，强调首先分清寒热且上下分治，热者以风痰瘀毒为主，故热证之证治，重在清热息风、化瘀解毒；寒者以寒浊凝结为主，故寒证之证治，重在通阳散寒、化痰祛瘀。同时应注意上下分治，上者为镇潜开窍，下者为通腑利水。由于血脑屏障的存在，应辨证与辨病结合，强调药对的应用，以提高疗效。王教授谨守病机，审因论治，其辨治脑肿瘤的学术经验疗效显著，值得推广。

一、病因病机

王昌俊教授认为脑肿瘤为本虚邪实之病。头属阳而脑属阴，阳气盛则阴邪不得入，正气虚则邪气乘虚而入，邪气入头，大寒至髓，上入络脑，是谓重阴，故头痛、眩晕、呕吐，甚至昏仆不知人。脑为髓海，正常情况下，清气上扬而浊气下降，正气虚时则清气不得上升，浊气不得下降，格于奇恒之腑，则阴浊积于脑而发为肿瘤。

其正虚则髓海有隙，主要责之肝肾亏虚，髓海不足；邪实主要责之痰和瘀。或情志失调，气机不畅，瘀血阻滞，痰瘀阻窍；或饮食不节，脾胃健运失职，痰湿内蕴，瘀毒内结，积于清窍；或肝肾精血不足，脑失所养，髓海亏虚，痰浊瘀毒凝结，阻于清窍。需注意此痰瘀非彼痰瘀，脑肿瘤的痰瘀与中风等疾病的痰瘀虽有相似的一面，但有其特殊性。

二、辨证论治

王昌俊教授临床辨治脑肿瘤强调一定要辨证准确，辨证准确是取得疗效的基础，脑肿瘤常见证型如下。

1. 痰湿内阻证

症状：头晕心悸或头重如裹，郁郁寡欢、恶心，两胁胀闷不适，多梦健忘，舌淡胖、脉滑等。

治法：燥湿化痰，消肿软坚。

方药：以涤痰汤、导痰汤、指迷茯苓丸等为主方加减。

2. 肝胆湿热证

症状：头晕头痛，胁肋灼痛胀痛，或胁下痞块，按之疼痛，小便黄，口苦，纳差，恶心呕吐，腹胀，大便或闭或溏，舌红，苔黄腻，脉弦数或弦滑等。

治法：清肝泻火。

方药：以龙胆泻肝汤等为主方加减。

3. 肝肾阴虚证

症状：头晕目眩，目干，视物昏花，耳鸣，五心烦热，失眠多梦，午后潮热，颧赤盗汗，口燥咽干，腰膝酸痛，舌红，少苔，脉细等。

治法：滋补肝肾。

方药：以杞菊地黄丸、一贯煎等为主方加减。

4. 肝风内动证

症状：眩晕欲仆，步履不稳，头摇肢颤，或头胀头痛，急躁易怒，肢麻项强，舌红，苔腻，脉弦细有力等。

治法：镇肝息风。

方药：以镇肝息风汤、羚羊钩藤汤、天麻钩藤饮等为主方加减。

5. 气血郁结证

症状：头痛拒按，面色晦暗或黧黑，眩晕，胸胁胀闷，走窜疼痛，性情急躁或抑郁；或谵语，或发狂；或口唇爪甲青紫，肌肤甲错，舌暗红，苔薄等。

治法：活血化瘀。

方药：以血府逐瘀汤、补阳还五汤等为主方加减。

三、辨治要点

1. 寒热分治

病热者以风痰瘀毒热为主，表现为头痛、恶心、语謇、肢体偏瘫、尿黄便干、舌红，苔黄腻等症。应以龙胆泻肝汤、镇肝息风汤、天麻钩藤饮、犀角地黄汤化裁以清热息风、化瘀解毒。

病寒者以寒浊凝结为主，表现为头痛、头晕、疲乏嗜睡、腰酸膝软、耳鸣、畏寒肢冷等症。应以三生饮通阳散寒为主，加化痰祛瘀之品。

2. 上下分治

病在上者用镇潜开窍。表现为头胀欲仆、头痛欲裂、烦躁不安，多为肝阳上亢、肝风内动，当用重镇之品，镇肝息风、平肝缓急以镇静开窍。

病在下者，上病下治，通腑利水，引邪气下行，从大小便分消，降颅压，醒脑神。如用生大黄通腑泄热，杏仁、桃仁、决明子润肠通便，泽泻、泽兰、猪苓、茯苓等利尿消肿，使邪有出路以降低颅内压。

四、药对应用

辨证治疗中注意辨证与辨病结合，强调药对应用。王昌俊教授认为，由于血脑屏障的存在，很多药物难以透过，影响中医治疗效果，因此应同时选用现代医学研究证实对脑肿瘤有效的药物，特别要重视一些特殊药对的应用，这样才能更好地提高疗效。

1. 息风药对 钩藤和天麻、白蒺藜和僵蚕，具有镇静、抗惊厥、镇痛、缓解脑血管痉挛的作用。

2. 散结药对 蜈蚣和全蝎、白芥子和僵蚕，虫类药性善行走攻窜，剔邪搜络，通经达络，攻坚破积，其药效强且药力猛，且多有小毒而具有一定抗肿瘤作用。

3. 化痰药对 生半夏和天南星、浙贝母和白芥子，具有化痰开郁、消肿软坚的功用，配合散结药，能起到抑制脑肿瘤的作用。此处多使用生半夏，生半夏之祛痰散结峻猛之力，才能出奇制胜，起到化痰消结作用，天南星可用胆南星，必要时亦可用生南星加强散结之力。

4. 开窍药对 麝香和牛黄、水牛角和石菖蒲，具有醒神开窍、引经（开放血脑屏障）散结的作用。

5. 降逆止呕药对 柿蒂和半夏、厚朴和代赭石，具有理气降逆、和胃止呕的作用，对脑肿瘤引起的恶心呕吐效果颇佳。

6. 利水药 猪苓、泽泻、车前子、葶苈子等，可分利小便，降低颅内压。

7. 引经药 太阳经——羌活、藁本、蔓荆子；阳明经——升麻、葛根；少阳经——柴胡；太阴经——苍术；少阴经——细辛；厥阴经——川芎、青皮；再加以桔梗、羌活——引药上行。以上药物具有开放血脑屏障的作用。

五、医案举隅

患者邱某，男，60岁。初诊日期：2020年3月14日。

主诉：反复头晕头痛、肢体乏力2个多月。

现病史：患者于2个多月前开始出现头晕头痛，左侧肢体乏力，在外院检查提示右颞叶到外囊区占位，考虑脑胶质瘤可能性大，1周后行手术治疗，术后病理提示胶质母细胞瘤。术后患者仍觉头晕，严重时天旋地转，如坐船行舟，头痛以阵发性胀痛为主。左侧肢体乏力，行走困难，短气自汗，口干，胃纳差，大便难解，睡眠不安，多梦，舌质暗红有瘀斑，苔黄厚，脉弦滑。

诊断：脑肿瘤。

辨证：肝风内动，痰瘀阻络。

治法：平肝息风，化痰通络。

处方：生半夏10g，代赭石15g，郁金30g，北沙参30g，生地黄30g，胆南星30g，蜈蚣3g，僵蚕10g，黄连3g，紫苏叶10g，赤芍30g，钩藤30g，牡丹皮30g，守宫10g，牡蛎30g，茯苓30g。14剂，日1剂，水煎服，分早晚2次服用。

二诊：患者头晕头痛明显改善，大便畅通，可入睡，但仍多梦，左侧肢体仍乏力，但较前有所好转，舌脉同前，继续守方加减巩固治疗2个月，患者头晕、头痛基本消失，行走平稳，胃纳、睡眠可，大便正常。

按语：王教授认为，患者以肝肾亏虚、气阴不足为其本，风痰瘀毒为其标，因果交错，变生有形瘤疾。脑肿瘤的病理因素多为虚实夹杂,实者以痰瘀毒热为主,肝为风木之脏,高巅之上,唯风可到,故脑瘤又多表现出风痰上扰的症状,如头晕头痛、恶心、语謇、肢体偏瘫、尿黄便干等;虚者以肝肾不足为主,而见短气自汗、口干、胃纳差等症。针对这种发病特点,治疗当标本兼顾,祛邪扶正同施。

本例患者,考虑其肝肾不足,气阴不足,肝风内动,以北沙参、生地黄等滋养肝肾,赤芍、钩藤柔肝平肝。另一方面,考虑患者肾虚木郁,津凝液聚为痰,痰毒留滞,积于脑窍,胆南星辛开走窜之力甚强,入肝经,祛风化痰,攻坚消结,尤擅"去上焦痰及眩晕",与生半夏合用祛风化痰、软坚散结,而僵蚕、蜈蚣、守宫为虫类之品,化痰通络力强,尤擅治上窍头部之风痰,且能息风止痉,更能增强南星、半夏之功。代赭石可理气降逆通腑,引邪气下行,从大便分消,醒神开窍。诸药合用,收到良好效果。从用药来看,以祛邪为主,补虚为辅,祛邪以祛风通络、化痰散结、活血化瘀、清热解毒为主,补虚则以培补肝肾、益气养阴为主。

第二节　鼻咽癌

鼻咽癌是指发病于鼻咽腔顶部和侧壁的恶性肿瘤,是我国常见的恶性肿瘤之一,广东地区发病率高居全国之首。鼻咽癌是对放化疗敏感的癌肿,治愈率高。中医药在鼻咽癌的治疗中可发挥解毒增效之功,临床行之有效。王昌俊教授从事肿瘤诊治数十年,擅长运用中医药综合治疗鼻咽癌。

一、辨证思路

王昌俊教授提倡中西互用，各取所长，不拘一格，鼻咽癌的辨证思路更是如此。鼻咽癌的治疗以放化疗为主，多数患者在接受放化疗治疗的同时配合中医药治疗。王教授认为鼻咽癌的中医辨证论治，当辨病程、辨病势，治法上因时制宜、因势利导，方可发挥出中医药的优势。

1. 扶正补虚为鼻咽癌的治疗原则　鼻咽癌之虚包含两层含义，既有"邪之所凑，其气必虚"的虚，也有"矫枉过正"的虚。前者乃人体正气不足，无以抵抗邪毒，或脏腑虚弱，运转不利而致病理产物内生。后者则指人体正气为放疗、化疗等现代医疗手段损伤所致，乃矫枉过正之虚。王昌俊教授认为，鼻咽癌的辨证论治，犹如行军打仗，需细察敌我态势，与友军（放化疗）协同作战，进退有度，方可攻城拔寨。扶正方面，前期以调和肺、脾两脏为主，中后期以补肾健脾为主；攻邪方面，前期以清热解毒为主，后期以化湿祛瘀为主。

（1）补肺气、养肺阴：肺开窍于鼻，肺通气于鼻，故鼻咽之病，责之在肺。肺为娇脏，其性清虚娇嫩、恶燥恶湿、恶寒恶热，无论外邪入侵皮毛，还是从口鼻而入，皆会损伤肺脏。放射治疗是鼻咽癌的重要治疗手段，在杀灭癌细胞的同时可能导致患者出现放射性口咽黏膜炎，以皮肤潮红破溃、口干、咽痛、口腔溃疡等症状为主，究其病机，与放射性属性相关。放疗射线其性温燥，易伤津耗液、灼伤皮毛。而"肺主身之皮毛"，肺气充裕，输津于皮毛，则皮毛润泽，可以抵御射线的温燥属性。如《灵枢·决气》曰："上焦开发，宣五谷味，熏肤，充身，泽毛，若雾露之溉，是谓

33

气。"如肺气不充、肺阴不足，则无以滋养皮毛，抵抗射线的毒性。无论从鼻咽癌本身的病机还是接受放疗后的病机演变，补肺气、养肺阴均是治疗之本。因此，在诊治过程中，王教授尤其重视补益肺气在治疗中所起的作用。所谓气能生津、气能行津，气生则津生，气行则津布，临证时着重使用黄芪、沙参、太子参、党参等补肺生津的药物以扶助正气。"沉疴用猛药"也是王教授临证处方的特点，王教授尤擅运用大剂量补肺中药，如沙参、黄芪（≥60g）等以旺气生津、速匡患者之正气。就病机而言，肺气亏虚为主者常加用人参、党参、白术等补之，肺阴亏虚为甚者常用玉竹、生地黄、麦冬、天花粉等补之。

（2）健脾气，化痰湿，补后天之本："脾胃者，仓廪之官也"。脾胃为后天之本，运化水谷精微以供养周身，脾胃运化有力，则"脾气散精，上归于肺"，脾失健运，则水谷精微化生不利，易生痰湿，痰湿生于脾而储于肺、结于鼻咽，阻遏气机，久则蕴为癌结。因此，鼻咽癌的发病，与脾脏关系密切。再者，化疗药物多数为性寒之品，攻邪之力猛，伤脾胃之力亦强。故化疗后鼻咽癌患者多见一派脾虚之象，更有甚者可累及肾阳。故王教授在处方上常以党参、白术、茯苓、砂仁等理气健脾，培土生金，辅以生半夏、胆南星、僵蚕、蛤壳、牡蛎、石菖蒲等以化痰行湿。对于化疗后脾肾阳虚的患者，王教授则用附子、桂枝、生姜等，以达少火生气、通阳化气之功。

（3）补肾填精以资先天之本：鼻咽癌病程中后期，患者多以放疗后遗症就诊，如颞颌关节纤维化、放射性上颌骨炎、腮腺纤维化、放射性肺炎等，临床上常见口干、张口困难、咳嗽、口腔感染，病情反复、迁延难愈，此时病程邪退正亦虚，治疗上当缓缓图之。肾为先天之本，肾藏精，金水相生，肾精亏虚，无以上资肺阴。《素问·阴阳应象大论》说："肾生骨髓。"肾精充足，则骨骼强壮；肾精亏虚，则骨骼羸弱、关节不利。王教授处方上常选用杜仲、牛膝、熟地黄、补骨脂、枸杞子、鹿角胶等补肾填精，使精旺骨壮。

2. 攻伐驱邪，进退有度 王昌俊教授认为，鼻咽癌癌毒既成，攻邪之法必不可少，然需明辨病势，因势利导。疾病初期，未经放化疗治疗之前，此时邪盛正亦盛，治疗上可大胆攻邪，法以化痰散结、活血化瘀为主，王教授喜以浙贝母、生半夏、紫苏叶、莱菔子、紫苏子、猫爪草、山慈菇、僵蚕等化痰散结，化瘀通络则选桃仁、赤芍、牡丹皮、莪术，辅以蜈蚣、全蝎、土鳖虫等以搜剔祛瘀通络。放射治疗阶段，此时邪未退而正气始虚，治疗上当以清热解毒兼扶正补虚，处方上选用连翘、木蝴蝶、薄荷、辛夷花等清宣走上之品，辅以白花蛇舌草、半枝莲、半边莲等有清热解毒功效的中药以减轻放疗所致损伤。在病程后段，邪退正虚之时，标实以顽痰、久瘀多见，扶正同时亦需化痰散结，活血祛瘀，此时宜选用陈皮、法半夏、贝母、蛤壳等健脾理气化痰之品，化瘀通络药物则宜用桃仁、赤芍、牡丹皮、鸡血藤等药缓缓图之。

鼻咽癌是岭南地区高发癌种，其发病既与外感邪毒（EB病毒）有关，更与正气亏虚相关。随着现代医疗技术的提升，鼻咽癌已经成为可治可控的慢性病，然而随着放疗技术的发展、新型抗癌药物的出现，以及人类对自身生活品质的追求，对于医疗质量的要求也随之提高。王教授始终倡导中西医结合、西为中用、中西并举，用中医的观点来辨析临证时遇到的新问题，用发展的眼光来学习中医、运用中医。临证上，王教授辨证论治鼻咽癌强调辨病程、因时制宜，辨病势、因势利导，根据患者所处的放化疗阶段及邪正虚实变化情况，谨守病机，审因论治，灵活运用攻补大法，直中病机，疗效显著。

二、医案举隅

案一　患者陈某，男，55 岁。初诊日期：2020 年 10 月 15 日。

主诉：鼻咽癌放疗后 1 个月就诊。

现病史：2020 年 7 月患者体检发现鼻咽癌（cT2N1M0），2020 年 9 月开始行放疗治疗，共放疗 31 次。刻下症：咽中干、痒、痛，口干，大便正常，偏软，小便可，纳差，寐一般，舌淡红，苔白，脉沉细弱。

诊断：鼻咽癌。

辨证：脾肾亏虚，痰浊内阻。

处方：太子参 30g，盐杜仲 15g，炒白术 30g，柿蒂 10g，僵蚕 10g，蜈蚣 3g，薄荷 6g，辛夷 10g，茯苓 60g，盐补骨脂 10g，木蝴蝶 10g，炒苦杏仁 10g，姜半夏 15g，甘草 10g。14 剂，日 1 剂，分早晚 2 次服用。

二诊：患者胃纳改善，余症同前。

处方：太子参 30g，北沙参 30g，枸杞 30g，盐杜仲 15g，炒白术 30g，柿蒂 10g，僵蚕 10g，蜈蚣 3g，薄荷 6g，辛夷 10g，茯苓 60g，盐补骨脂 10g，木蝴蝶 10g，炒苦杏仁 10g，姜半夏 15g，甘草片 10g。14 剂，日 1 剂，分早晚 2 次服用。

三诊时，患者口干好转，咽痛咽痒减轻，舌脉同前，守方加减巩固治疗3月余，诸症基本消失。

按语：王教授认为，患者乃鼻咽癌放疗后，此时邪退正虚，中医介入正当其时，且疗效尤佳。该病程的患者，本虚以脾肾两虚为主，兼有气阴不足，标实则夹瘀夹痰，治疗上扶正不忘祛邪。首诊时以健脾理气补肾温阳为主，目的在于尽快扶助正气，以太子参、白术、茯苓、盐补骨脂、盐杜仲等壮后天以固先天，补先天以资脾土，药简力专，一矢中的。二诊时，患者脾胃功能改善，中州得健，中焦气机得以运转，此时再按部就班，兼顾其他症状，如加沙参、枸杞等稍滋腻之品以益气养阴，辛夷花、薄荷、木蝴蝶等以清宣走上以开通鼻窍。王教授擅长虫类药的使用，其中僵蚕、蜈蚣这一药对是王教授常用的药对，善走窜搜剔，化瘀通络，药强力猛，且具有抗肿瘤的作用。

案二 患者郭某，男，45岁，初诊日期：2023年1月5日。

主诉：确诊鼻腔恶性肿瘤7月余。

现病史：患者诉于2022年6月在当地医院行右侧鼻腔肿瘤手术，术后病理示鼻腔腺样囊性癌。2022年11月复发，行PET/CT检查示有颈淋巴结、胸、肩胛、骶骨转移。现患者诉右侧面部肿痛，耳鸣，鼻涕带有血丝，头晕，胃纳一般，大便稀。舌红，有瘀斑苔薄，脉细稍数。

诊断：鼻咽癌。

辨证：热毒内蕴。

治法：清热解毒，滋阴降火，通络止痛。

处方：猫爪草 30g，玄参 30g，升麻 30g，北沙参 60g，蜈蚣 6g，土鳖虫 5g，生半夏 10g（先煎），忍冬藤 30g，地骨皮 30g，生地黄 30g，代赭石 15g，麻黄 5g，地龙 10g，蒲公英 30g，红豆杉 3 包，甘草片 10g。7 剂，水煎服，日 1 剂。

二诊：患者右侧面部肿痛有减轻，仍有耳鸣，鼻涕无血丝，无头晕，胃纳一般，大便偏稀。服药后患者症状改善。继续原治法进行治疗。

按语：鼻为肺之外窍，位于阳位，火性炎上，上犯清阳之官，故鼻咽癌及喉癌中医辨证多为热毒内蕴之证。血遇热则凝，热盛则迫血妄行，津遇火成痰，热清则血行，火降则痰去。王教授处方以忍冬藤、生地黄、蒲公英、猫爪草、红豆杉、升麻等药清热解毒；予生半夏、猫爪草化痰散结；予玄参、北沙参、地骨皮滋阴清热；予升麻、麻黄透热于表，以取"火郁发之"之效；以蜈蚣、地龙、土鳖虫通络止痛。全方共奏清热解毒、滋阴降火、通络止痛之功。

鼻咽癌位于上焦，病理类型多属于鳞癌。中医辨证属热者居多。鼻咽癌中医辨证多"热盛而阴不足"，在临床诊治中，重视"存得一分津液，便有一分生机"。临床上，放疗是重要的治疗手段之一，放射线属于中医"火邪""热毒"的范畴。热上加热，故其放疗的不良反应尤明显。临床用药上，有涕血或鼻出血，常以五味消毒饮加减；有耳鸣、听力下降者，常以通气散合杞菊地黄汤加减；有鼻塞者，常用苍耳子、辛夷花、细辛、白芷等加减；有头痛者，常用川芎、藁本、蔓荆子等加减；有视觉异常者，常用密蒙花、夏枯草、决明子、谷精草等加减；放疗后，常以清燥救肺汤加减，加用冬凌草、重楼等治疗。

案三　患者陈某，女，54 岁。初诊日期：2022 年 11 月 23 日。

主诉：确诊鼻咽癌 2 年。

现病史：患者因右侧淋巴结肿大，2020 年 10 月 27 日检查确诊鼻咽癌。病理活检示上皮源性恶性肿瘤。已完成化疗 5 次，放疗 33 次，末次化疗 2021 年 2 月。现头蒙紧，手心濡，鼻塞，咽喉干，喉中有痰，色白，大便偏烂。舌胖、边尖红有瘀，有齿痕，苔薄，脉细滑稍弦。

诊断：鼻咽癌。

辨证：痰瘀互结。

治法：活血祛瘀，化痰散结。

处方：薄荷 6g，猫爪草 15g，白花蛇舌草 30g，北沙参 60g，炒麦芽 15g，僵蚕 10g，甘草片 10g，姜厚朴 15g，蜈蚣 3g，麸炒白术 15g，醋莪术 10g，蛤壳 30g（先煎），胆南星 10g，姜半夏 15g，砂仁 10g，煅瓦楞子 15g（先煎），柿蒂 20g，西青果 10g，盐杜仲 15g，岗梅 15g，茯苓 30g，白茅根 30g。7 剂，水煎服，日 1 剂。

按语：癌症乃是痼疾，病毒顽固，王教授用蜈蚣、僵蚕、莪术破血消坚之药力攻之，猫爪草、半夏、厚朴、胆南星行气散结，达头颈，然攻而不补，恐伤正气，乃本古人固正气以祛邪之义，于方中加大剂量沙参固护脾胃，杜仲、沙参补益气血、补肾填精，攻补兼施，岗梅、薄荷引药达头颈部，白茅根祛邪有路，自能弥患于无形。

第三节　喉癌

一、病因病机

王教授认为，手太阴肺经、足太阴脾经、足少阴肾经、足厥阴肝经，均为阴经。咽喉作为以上四大阴经的交汇之所，喜清润、恶燥热，难以承受热性邪毒长期盘踞。生理状态下，经络气血在荣润咽喉的同时，亦运带邪毒秽浊远离咽喉。当脏腑机能生变，所属经络气血运行异常，多种病理状态日久，终生恶变。

咽喉特殊的经脉结构及其所属脏腑功能特点，决定导致喉癌发生发展的病理枢机在于痰、火、瘀、毒胶着生变。

二、辨证论治

王教授指出，咽喉癌多为久病气血亏虚、痰瘀癌毒凝结而成，临床常表现为咽痛、吞咽困难、声音嘶哑，甚则吞之不下，呼吸困难，颈部淋巴结肿大，有时可有莫名之体重减轻，食欲不振。喉癌的治疗中，脏腑经络内生之热毒是贯穿喉癌始终的关键。但临证时，必须考虑喉癌本虚标实的基本特点，遵循急则治其标、缓则治其本的原则。本的治疗，应着眼于补益脾肾；标的治疗，则应从痰、火、瘀、毒角度把握。

1. 扶正培本，补益脾肾　肾为先天之本，藏精之所，五脏之根；脾为后天之本，主司运化，升清降浊。补脾益肾，肾精得充，脾运得健,脾得肾之元阳而振,肾得脾输之精微而充,循环往复,生生不息。脾肾得益,五脏和顺,正气自生,疾病始消。李东垣的《脾胃论》说:水为万物之源,土为万物之母,二脏安和,一身皆治,百疾不生。滋益脾肾,可除肾之虚火、脾之痰火,断热毒内生之源。方以四君子汤合六味地黄丸加减。

2. 清肺降热,除痰利咽　咽喉为呼吸必经之路,肺热火毒,上攻于喉,可见声音嘶哑,咽喉堵塞,灼热疼痛,口干口苦,舌红,苔薄黄,脉数。此当以清降滋润之法,解源于肺中之热毒。方选桔梗汤合清气化痰丸加减,桑白皮、浙贝母、杏仁、百合清热宣通、润肺益肺;生薏苡仁、冬瓜仁消痈除结,牛蒡子、射干解毒利咽;清半夏、胆南星、僵蚕除痰散结;桔梗引药入经。若见痰热互结,火毒留滞咽喉,则以除痰清利为要,急则治标。重用祛痰清热利咽药物之外,另加鱼腥草、猫爪草、瓜蒌、旋覆花、海浮石等,清化热痰,解毒散结;酌加土茯苓、白术、陈皮健脾理气,以断生痰之源。

3. 疏肝消火,行气祛瘀　疏理肝经气血、清调肝经火热,在喉癌治疗亦有重要意义。肝郁不舒,气机不利,血脉不和,络中瘀生;肝血亏虚,阴虚火盛,上炎于喉,灼津炼痰,以致痰、火、瘀胶着。肝经不利,热毒内生,可见咽喉红肿疼痛,心烦易怒,胸胁胀满,耳聋耳鸣,脉弦;伴有瘀血则见面色晦暗,喉间刺痛,舌质暗红或有瘀点,舌下静脉怒张,脉细涩。方选龙胆泻肝汤合血府逐瘀汤加减,龙胆草、黄芩、栀子清泻肝胆实火;柴胡、当归、生地黄疏肝益血;泽泻、通草、车前子利水除湿;桃仁、川芎、赤芍、地龙、九香虫和血活血、祛瘀除滞;佛手、香橼、乌药、绿萼梅行气防壅、疏肝理气;桔梗载药上行,引药入经,达于病所。

4. 软坚散结，解毒抗癌 癌肿属于"癥、瘕、积、聚"范畴，已成之结当软之散之，未成之结当防其再结。考虑周围环境中的诸多外毒因素，以及体内残余之毒，解毒之法当贯穿喉癌治疗始终。方选真人活命饮加减，炮山甲（现用代用品）、皂角刺溃坚除积；鳖甲、龟甲软坚散结；乳香、没药通络活血散结；金银花、川贝母、天花粉、山慈菇、半枝莲、草河车、白花蛇舌草、生甘草解毒抗癌。

5. 分期论治 王教授指出，咽喉为通气之道，司呼吸，主发音，属肺系，且肝肾之经络也循经于此。咽喉癌早期病机主要在气，往往由于情志不遂，肝失条达，肝气滞瘀，气结咽喉所致，一般宜采用疏肝理气、解郁散结之法；中期主因肝气抑郁，久则气郁化火、炼液为痰，以致痰气互结、气机壅塞、血行不畅，临床以气滞痰瘀最常见，治疗宜理气化痰祛瘀为主；晚期多因正气衰败，形体消瘦，或为阴液大伤转化为阴虚阳衰，或命门火衰、火不暖土而致脾肾阳虚，治疗当分阴阳虚实。

三、辨症用药

喉癌在辨证论治的基础上，可根据病机特点辨症用药，加减运用，每获良效。咽喉肿痛，加石上柏、卷柏、射干解毒消肿止痛。喉间有痰，黏稠难咳，予旋覆花、海浮石清肺化痰，软坚助排。痰色黄，加黄芩、鱼腥草、川贝母清热解毒。痰色白量多，加陈皮、橘红、姜半夏化痰排痰。痰中带血，加仙鹤草、白茅根、藕节炭凉血止血。胃火旺盛，口气较重，牙龈肿痛，加玉竹、沙参、麦冬、生石膏清泻胃火。放疗后阴虚热甚，加山豆根、青黛，清热凉血，消肿止痛。放疗后，口干舌燥，加石斛、天花粉、麦冬、沙参滋阴生津。食欲不振，纳呆厌食，加代赭石、鸡内金、生麦芽顺降助运，健胃消食，更可载药上行，直达病所。

四、食疗方

1. 改善发音功能、益气养阴清毒。

（1）黄芪、北沙参、胖大海、木蝴蝶、菊花、白花蛇舌草适量，代茶饮。

（2）金银花、菊花、麦冬、玄参、生甘草适量，代茶饮。

（3）金银花、麦冬、乌梅、甘草适量，代茶饮。

（4）胖大海、木蝴蝶适量，代茶饮。

（5）罗汉果，每日泡水，代茶饮。

2. 促进喉咙的愈合、益气托毒、生肌解毒。黄芪、黄精、党参、白术、茯苓，代茶饮或瘦肉煲汤饮用。

3. 改善放疗后咽痛、口干。射干、贝母、胖大海、蝉衣、板蓝根、金银花、玄参、百合、夏枯草，代茶饮或瘦肉煲汤饮用。

五、医案举隅

患者张某，男，56岁。初诊日期：2017年9月24日。

现病史：患者2017年5月确诊喉癌，已行手术，并放疗20余次。现患者出现口干、鼻塞、咽痛，寻求中医药治疗而就诊。患者口干、鼻塞、咽痛，胃纳差，大便干，小便可，眠差，时有咳嗽，咳黄痰。舌红，苔黄，脉细。

诊断：喉癌。

辨证：阴虚内热，瘀毒内结。

治法：清热养阴，化瘀散结。

处方：菊花 10g，金银花 10g，生地黄 15g，玄参 15g，天花粉 10g，麦冬 15g，射干 5g，石斛 10g，苇根 30g，浙贝母 20g，女贞子 10g，黄精 15g，半枝莲 15g，夏枯草 15g，地龙 10g，鳖甲 15g，白花蛇舌草 15g，甘草 5g。14 剂，水煎服，日 1 剂，分早晚 2 次服用。

二诊：患者口干、鼻塞症状减轻，咽痛已愈，效不更方，再予 14 剂，水煎服，日 1 剂，分早晚 2 次服用。

三诊：症状基本消失，患者再以调补肺肾之方药继续调养。

按语：本病属本虚标实之证，本虚宜从气阴论治，益气养阴；标实为火毒、痰瘀，治宜清热解毒、化痰散结。临床上多使用五味消毒饮、清燥救肺汤、沙参麦冬汤、杞菊地黄丸等为主方，配以软坚散结的鳖甲、浙贝母、夏枯草、山慈菇，辅以白花蛇舌草、半枝莲等清热解毒药物。本案患者的主要病因病机为肝经郁热、痰浊结聚、气血凝结、火毒困结，且鼻咽癌经放疗，放射线火毒灼伤，耗气伤阴，致气阴两虚及脾胃失调，日久耗精伤血，致气血亏虚或肾精亏损。纵观此病案，本虚为气阴两虚，标实为痰瘀火毒互结。总以益气养阴、清热解毒抗癌为主要治法，取得了较好的疗效。

第四节　甲状腺癌

一、病因病机

中医学将本病归属于"瘿瘤"范畴。宋代陈无择《三因极一病证方论》已对瘿瘤予以论述：坚硬不可移者名石瘿；皮色不变者即为肉瘿；静脉露著者名筋瘿；赤脉交络者，名曰血瘿；随忧愁消长者，名气瘿。

王教授认为甲状腺癌多因情志不畅、肝郁气滞、痰湿凝聚而致。瘀血阻络、气滞痰凝则瘿肿如石，故称"石瘿"。发生机制是在正虚的基础上，气郁痰凝血瘀聚结颈前，日久蕴结成毒杂糅。

二、辨证论治

痰凝、气滞、血瘀是该病辨证论治的关键。《外科正宗·瘿瘤》提出了瘀、气、痰的病理因素，用行散气血、行痰顺气、活血消坚法为治，并列出海藻玉壶汤等方剂，至今仍为临床所用。唐代孙思邈在《备急千金要方》中提及海藻、龙胆草、昆布、通草、半夏等可治疗石瘿。

王教授认为，甲状腺癌的发展有其特殊规律，早期以痰瘀互结、癌毒炽盛为主要病理特点，此时治疗当从化痰开郁、软坚散结、活血化瘀入手。随着病情的发展，由于癌毒耗损气血，则以肝脾肾虚损、气血阴阳失调为其主要病理改变，治疗当以扶正培本、温补脾肾为主。晚期甲状腺癌，易耗伤阴液，心肾阴虚，则治疗当以滋肾养阴、清热抗癌为主。王教授常将甲状腺癌分为以下四型进行论治。

1. 肝郁痰湿证

症状：颈部出现肿块质硬，随吞咽上下，活动受限，伴有胸胁胀痛，颈部胀满发憋或咳吐痰涎，舌质淡红，苔薄白腻，脉弦滑。

治法：理气消瘿，化痰散结。

方药：海藻玉壶汤加减。

2. 气滞血瘀证

症状：颈前肿物坚硬如石，固定不移，胸闷气憋，呼吸、吞咽困难，颈部刺痛，入夜尤甚，舌质紫暗或有瘀斑，苔薄白，脉弦涩。

治法：理气化痰，行瘀散结。

方药：通气散坚丸加减。

3. 毒热蕴结证

症状：颈部肿块凹凸不平，发展迅速，灼热作痛，连及头颈，声音嘶哑，呼吸、吞咽不适，咳吐黄痰，大便干结，小便短赤，舌质绛，苔黄燥，脉弦数。

治法：清热解毒，散结消瘿。

方药：清肝芦荟丸加减。

4. 心肾阴虚证

症状：颈部肿块，伴有局部疼痛，心悸气短，全身乏力，自汗盗汗，精神萎靡，头晕目眩，腰膝酸软，舌质暗淡，苔薄，脉沉细。

治法：养心益肾，化痰散结。

方药：生脉散合二至丸加减。

三、用药特点

从瘿瘤的病因病机可以看出，痰凝、气滞、血瘀是该病辨证论治的关键所在，王教授常根据此病机特点在辨证论治的基础上进行用药。

1. 痰凝　王教授认为瘿病大多为痰作祟，化痰软坚、消瘿散结类药物是治疗瘿病的主药，常用海藻、海带、昆布、浙贝母、夏枯草、半夏、天南星、山慈菇等化痰散结。如《神农本草经》提出海藻"主瘿瘤气"，《本草经疏》中记载昆布"瘿坚如石者，非此不除，正咸能软坚也"。晋代葛洪的《肘后方》也谈及海藻、昆布治疗瘿病。

2. 气滞　王教授认为，长期愤懑恼怒或忧思过虑，肝气失于条达，气滞痰凝壅结颈前而成瘿，是瘿病的另一重要原因。因而疏肝理气、消瘿散结为治疗瘿病的另一大法。常选用柴胡、白芍、当归、郁金、枳壳、香附、八月札等疏肝理气。见肝之病，知肝传脾，当先实脾，故调气也必须重视脾胃功能，他常在调理肝气的同时佐以党参、茯苓、白术、甘草补气健脾，顾护正气，扶正祛邪。

3. 血瘀　王教授认为，痰凝气滞日久，使血液运行受阻而引起血脉瘀滞，可致瘿肿较硬或有结节，肿块经久不消。常选用蜈蚣、全蝎、莪术、猫爪草等活血化瘀药，与海藻、昆布、青皮、陈皮等理气化痰药合用，共同起到理气化痰、活血消瘿的作用。

4. 肝火旺盛　王教授认为，痰气壅结，忧恚郁怒，气滞血瘀，郁久极易化火，因此可选用黄芩、栀子、夏枯草等苦寒药物以泻其火，用以治疗肝火旺盛，烦躁易怒之瘿病。

5. 阴虚火旺　王教授指出，瘿病痰气郁结日久化火，火热耗伤阴精可导致阴虚火旺，其中尤以肝、心两脏阴虚火旺表现最为突出。津伤舌燥口干者，可加太子参、麦冬、五味子、生地黄、玄参、沙参等益气养阴生津；口干口苦，烦躁易怒属气郁化火者，可加牡丹皮、栀子、地骨皮、青蒿等以清热凉血除烦；伴心悸失眠多梦、情志欠佳者，则可加酸枣仁、柏子仁养心益肝，夜交藤、合欢皮安神解郁，远志安神化痰，龙骨、牡蛎安神定悸等。

四、医案举隅

患者胡某，女，42 岁。初诊日期：2021 年 8 月 12 日。

现病史：甲状腺癌术后 6 个月，术后规律服用左甲状腺素钠片，近 1 个月出现时有虚烦心悸，潮热乏力气短，口干，纳可，眠差，二便可。舌淡红略有瘀斑，苔少，脉细涩。

诊断：甲状腺癌。

辨证：气阴两虚。

治法：益阴养阴通脉。

处方：炙甘草 10g，阿胶 10g，生地黄 15g，熟地黄 15g，麦冬 15g，天冬 15g，桂枝 10g，白芍 15g，党参 15g，山药 30g，白术 15g，黑枣 20g。7 剂，水煎服，日 1 剂，分早晚 2 次服用。

二诊：心悸感觉已除，潮热乏力好转，仍有口干，略有黄痰，心烦，脾气急躁，纳可，大便干小便黄，脉细数。

处方：玄参 15g，麦冬 15g，生地黄 15g，乌梅 10g，淡竹叶 10g，黄连 3g，苇根 30g，菊花 15g，射干 10g，牛蒡子 10g。7 剂，水煎服，日 1 剂，分早晚 2 次服用。

三诊：已无心悸不适，食纳眠、二便均可，精力体力增加，神欢气畅。

按语： 患者中年女性，气阴渐衰，手术及西医治疗多伤阴耗气。患者心阴受损，心脉受阻，故心悸眠差、脉细涩、舌淡红略有瘀斑、苔少；心血不足，虚火上炎，故面部潮红、虚烦潮热、口干。阴损及阳，亦有气短乏力之相。故以炙甘草、阿胶、生地黄、熟地黄、麦冬、天冬养心肾之阴而固水源；以桂枝通阳，白芍益阴通脉，阴阳双调；党参、山药、白术、黑枣护中，固气血生化之源，亦防阴药滋腻碍胃。二诊见热毒渐起，而心之阴阳较前调和，但仍有阴液不足，故在增液的基础上加清热解毒（黄连、菊花、射干、牛蒡子）及清心利尿（淡竹叶、苇根）之剂，并用乌梅酸收以养肝气，助疏泄。首诊时王教授抓住疾病的根本先扶正以调理人体内平衡，二诊以治热毒之标为主。整个治疗过程体现王教授标本调治，张弛有度之功。

第五节　原发性肺癌

一、病因病机

王教授认为，肺癌是正虚邪实的疾病，正虚为肺、脾、肾三脏虚损，邪实为邪毒侵肺、痰湿壅盛、血瘀阻络。脾、肺、肾三脏虚损皆可致肺气阴不足，外邪乘虚而入，客邪留滞不去，痰瘀互阻，久而成积，形成肺癌。故肺、脾、肾虚是本，痰蕴、血瘀、络阻、癌毒是标。

肺为娇脏，肺癌以肺部失养，肺气亏虚为本。土生金，脾土为母，肺金为子，肺虚则子盗母气，终致肺脾同病，脾气不足；或脾胃虚弱，致使肺气不足。

肾虚也是肺癌的主要病因病机之一，原因有以下三点：①从久病及肾而言，非小细胞肺癌是许多肺部疾患或影响肺部因素，如吸烟、长期吸入油烟发展而来，病史久远。肺病日久，宗气生成障碍，不能下行资助元气；肺之精津亏虚，不能充养肾精，导致肾虚。所以临床上治疗慢性肺病多从补肾入手，采取滋阴补肾之法。②从呼吸而言，肺主宗气，肾主纳气，二脏共同维持正常呼吸。《类证治裁》中言："肺为气之主，肾为气之根，肺主出气，肾主纳气，阴阳相交，呼吸乃和。"清代黄元御在《四圣心源》中亦提及："气根于肾而藏于肺。"且肾为五脏六腑精气所居之处，肺肾金水相生，肾气匮乏，子盗母气，导致肺气不足。肺脏阴阳失调，日久必累及于肾，导致肾的阴阳失调。临床上肺癌亦多见肺肾两虚，治疗时需肺肾同治。③从病因而言，痰是肺癌的主要致病因素，而肺为储痰之器，脾胃为生痰之源，肾为生痰之根。明代张景岳曾云："痰之化无不在脾，而痰之本无不在肾""治痰者，求其本，痰无不清"。可见祛除痰邪，除健脾化痰之外，更应补肾，补肾才能治顽痰、久痰。

二、辨证论治

王教授认为肺癌早期患者往往有气虚表现，多见乏力，中期部分患者出现阴虚合并气虚，兼有内热症状；部分患者出现痰湿阻肺的表现；晚期瘀毒渐显，伴有疼痛等症状，肺阴虚也渐渐发展至肾阴虚，导致肺肾阴虚，最终出现气血双亏、阴阳俱虚。其具体分型如下。

1. 脾肺气虚证

症状：久咳痰稀，胸闷气短，气促浮肿，纳呆食少，腹胀便溏，四肢无力，舌质淡有齿痕或舌体胖大，苔薄或腻，脉细无力。

治法：益肺健脾，化痰散结。

方药：黄芪、党参、白术、茯苓、薏米、陈皮、半夏、桔梗、甘草、桑白皮、鸡内金等。

2. 阴虚内热证

症状：干咳无痰或痰少而黏，或痰中带血，气短胸痛，心烦寐差，潮热盗汗，午后颧红，或口干舌燥，便干溲赤，舌质红或红绛，苔少或薄黄少津，脉细数。

治法：滋阴润肺，清热解毒。

方药：沙参、麦冬、五味子、生地黄、玄参、贝母、百合、鱼腥草、牡丹皮、白芍、半枝莲、白花蛇舌草等。

3. 痰湿蕴肺证

症状：痰多咳重，喉中痰鸣，痰或白或黄，胸闷气短，或胸痛发愁，颜面浮肿，纳呆便溏，神疲乏力，舌质淡，苔白厚腻或黄腻，脉滑或滑数。

治法：健脾化痰，散结解毒。

方药：陈皮、半夏、茯苓、甘草、南星、石菖蒲、枳实、党参、杏仁、白花蛇舌草、半枝莲等。

4. 气滞血瘀证

症状：咳嗽咳痰带血，气急胸痛，如锥如刺，痛有定处，心烦口渴，唇色紫暗，大便秘结，舌质暗有瘀斑，苔薄黄，脉弦或细滑。

治法：理气活血，化瘀解毒。

方药：瓜蒌、薤白、半夏、赤芍、莪术、郁金、丹参等，重视虫类药入络搜剔，多用守宫、全蝎、蜈蚣等。

5. 肺肾两虚证

症状：咳嗽气短，动则加重，咳痰无力，面色㿠白，纳差腹胀，腰膝酸软，身倦乏力，遗精盗汗，肢凉畏寒，小便清长或尿少，舌体瘦小，舌赤或淡红，苔薄或白，脉沉细无力。

治法：补肺滋肾，益气解毒。

方药：熟地黄、山萸肉、山药、牡丹皮、五味子、沙参、麦冬、枸杞子、女贞子、菟丝子等。

三、随症加减

在随症加减上，王教授选方用药有以下特点：咳重者加川贝母、僵蚕；痰不利者加用瓜蒌、龙脷叶；咯血重者加仙鹤草、三七粉；声音嘶哑者选加木蝴蝶、山豆根、玄参；自汗短气者选加太子参、五味子、姜黄；脘腹凉者加干姜、制附子；吐酸者加海螵蛸；便溏者加山药、补骨脂、菟丝子；便秘重者加白术、麻仁；失眠者加夜交藤、合欢花、生龙牡、山萸肉；纳呆者加鸡内金、麦谷芽；腰困痛者加川续断、杜仲、枸杞。

四、辨治要点

在治疗上，王教授还特别重视以下几个方面。

1. 健脾化痰 治疗肺癌离不开治痰，而肺癌之痰，其本在于脾虚，脾虚则痰湿内生，且培土方能生金，故痰湿内蕴为肺癌其病之标，脾气虚弱为病机之本。健脾祛湿、除痰散结这一基本治法体现了标本兼顾、补泻并行的对立统一思想。

2. 养阴润肺 肺为娇脏，喜润恶燥，要重视养阴润肺，特别是放化疗后，肺阴更伤，应酌加沙参、白芍、太子参、麦冬、天花粉等。

3. 清热解毒　抗癌，重视热毒和瘀血，多用猫爪草、山慈菇、石上柏等，重视虫类药入络搜剔，多用守宫、全蝎、蜈蚣等。

五、医案举隅

患者张某，男，56 岁。初诊日期：2014 年 10 月 18 日。

现病史：患者 2012 年 10 月初出现胸闷，胸部 CT 查见右上肺占位性病变，遂于同年 11 月份在某医院手术治疗。术后病理示右上肺腺癌，术后化疗 6 个疗程。2014 年 10 月复查，头颅 MR 示颅内占位，考虑转移瘤。临床诊断为肺癌脑转移，曾行伽马刀治疗。目前头不痛，不呕吐，右侧肢体稍乏力，稍有咳嗽，咳痰色白，胸闷，剑突下和右胁肋痛，口干唇燥。舌质暗，舌苔中部淡黄腻，脉小滑。

诊断：肺腺癌脑转移。

辨证：痰瘀阻络，气阴两伤。

治法：化痰散结，益气养阴。

处方：生黄芪 30g，菟丝子 15g，北沙参 30g，麦冬 15 g，太子参 15g，山慈菇 10g，猫爪草 30g，生半夏 10g，胆南星 10g，僵蚕 10g，白花蛇舌草 30g，半枝莲 15g，蜈蚣 2 条，陈皮 10g，紫苏叶 10g，仙鹤草 30g，紫菀 20g。7 剂，水煎服，日 1 剂，分早晚 2 次服用。

二诊：右肋痛缓解，偶有咳嗽，偶有头痛，肢体乏力改善，食纳尚好，二便正常。苔薄略黄，质暗红，脉细弦滑。原方加鸡血藤 15g，杜仲 15g，全蝎 5g。14 剂，水煎服，日 1 剂，分早晚 2 次服用。

三诊：患者症状基本消失，依上方随症加减，病情稳定。

按语： 本案患者肺癌脑转移，年龄大，病期长，王教授认为乃痰瘀郁伏于肺，走注于脑，邪毒势盛，正气亏虚，又因为手术及化疗、放疗，正气愈发不足，气阴两亏。是以治疗上必须兼顾，以复法大方图之，方中北沙参、麦冬、太子参、生黄芪益气养阴；猫爪草、白花蛇舌草、半枝莲、仙鹤草解毒抗癌；生半夏、胆南星、僵蚕、蜈蚣化痰散结。王教授融多法多药于一方，法虽多而不乱，药虽多而不杂。服药后患者病情稳定，虽然未能消除肿瘤，但能带瘤生存，一般状况良好，取得了控制病情、延年减症的治疗效果，提高了患者的生存时间和生活质量。

第六节　乳腺癌

乳腺癌是发生在乳腺腺上皮组织的恶性肿瘤。临床以局部肿块及皮肤改变、乳头溢液、区域淋巴结肿大等为主要表现。其发病现已高居女性恶性肿瘤的首位。目前西医采取以手术为主，结合内分泌治疗、化疗、放疗和分子靶向治疗等手段的综合治疗模式。而乳腺癌早在隋唐时期就有专门论述，被称为"乳岩""乳石痈""奶岩"等。古代中医对"乳岩"的临床表现早有较全面的认识，且观察到该病与普通的乳痈不一样，难以治疗，预后不良。

一、病因病机

对于乳腺癌的病因病机，多数医家主张情志不畅是乳腺癌的主要致病因素，痰毒瘀结是其发生发展的主要病机。

王昌俊教授认为,乳腺癌的主要发病机制是情志不畅致冲任失调,其中冲任失调是乳腺癌发生的中心环节。因女子肝肾虚,天癸竭,冲任空虚,或因情志不畅,导致肝郁脾虚,冲任失调,气血运行失常,气滞血瘀,久而聚痰酿毒,痰瘀凝滞于乳络,日久化为癌肿。

乳腺癌术后患者,则以肝气不舒、气阴亏虚为基本病机。究其原因,是乳腺癌患者本身机体正气不足,手术治疗又耗伤气血,内分泌治疗及放化疗更加耗气伤阴,所以乳腺癌术后患者以气虚、阴虚表现最多。同时,乳腺癌术后的患者易忧虑抑郁,甚则悲观绝望。肝气郁结,失于条达,气血瘀滞,所以肝气郁结、气滞血瘀同样也是乳腺癌术后患者的主要病因病机。王教授认为,乳腺癌西医治疗后,虚证更为明显,主要表现以气阴两虚为主;同时,肝郁血瘀的表现也较术前更加明显。所以在术后患者的治疗上,应随证加大益气滋阴、疏肝活血的力度。

二、辨证论治

1. 健脾益气 在王教授常用的方药中,党参、黄芪、北沙参等补益正气之品占很大比例。因为在乳腺癌发病的过程中,正气亏虚为主要矛盾,补益正气能改善患者乏力等症状,使患者精神及营养状态好转,令正气足以御邪,使自身的免疫力足以与肿瘤相抗争。

2. 理气解郁 郁金、紫苏梗、八月札、当归、白芍、猫爪草等疏肝解郁理气之品也是王教授治疗该病方药中的主要组成部分。乳腺癌患者肝气郁结症状较为明显,患者烦躁不安,纳食不香,睡眠不佳，且乳房局部症状常常随情绪变化而改变，若在治疗上使用疏肝解郁之品，使肝气疏泄，气血运行通畅，往往可以取得较好疗效。

3. 活血化瘀 瘀血内阻也是乳腺癌发生的一个重要因素。各种因素可导致气机阻滞，血行不畅，气血瘀滞，形成肿块，积聚于乳房。王教授亦善用莪术、丹参、桃仁、刘寄奴等活血化瘀之品，使气血运行通畅，瘀肿消散。

4. 化痰软坚 痰是机体产生的病理产物，也是致病因素。朱丹溪在其所著的《丹溪心法》中提及：凡人身上中下有块者多是痰。可见痰湿内阻也是肿瘤形成的因素，所以生半夏、胆南星等化痰消肿散结中药也是王教授组方必不可少的药物。

5. 虫类药物的应用 虫类药由于具有毒性，而且能引药入经络，进而发挥散结软坚、活血化瘀功效，所以在治疗癌症的过程中有着不可取代的地位。王教授临床治疗乳腺癌就善用虫类药物，比如蜈蚣、全蝎、地龙等虫类药物善入络，攻坚化积，通过攻散脏腑经络结聚之毒，起到祛邪扶正的作用。

三、医案举隅

案一 患者许某，女，51 岁。初诊日期：2015 年 9 月 9 日。

现病史：患者于 2015 年 5 月发现左侧乳房有一肿块，就诊于某医院，确诊为乳腺癌，行左乳改良根治术，术后病理诊断示左侧乳腺浸润性导管癌 2 级，免疫组化结果提示 ER(－)、PR(－)、Her-2(＋)。患者乳腺癌术后第 4 周期化疗中，出现双下肢乏力、腰酸、腰痛、畏寒症状，自觉左侧颈部及四肢发胀不适，指尖冷痛，偶伴恶心、呕吐、腹部胀满，食欲差，大便不畅，舌淡暗，苔少，脉滑，沉取无力。

诊断：乳腺癌。

辨证：肝肾亏虚，气阴两虚。

治法：益气养阴，滋补肝肾。

处方：黄芪 30g，北沙参 30g，生半夏 10g，当归 10g，白术 30g，杜仲 15g，续断 10g，桑寄生 15g，川牛膝 30g，紫苏梗 10g，枳壳 10g，蜈蚣 2 条，厚朴 15g，代赭石 15g，砂仁 10g，熟附子 5g。7 剂，水煎服，日 1 剂，分早晚 2 次服用。

二诊：上方连续服用 7 剂后，乏力、腹胀、恶心的症状明显改善，但出现心烦、烘热汗出症状，舌淡暗，苔白，脉弦细。在上方的基础上去附子、续断，加淡豆豉 10g，黄连 3g，山萸肉 30g。14 剂，水煎服，日 1 剂，分早晚 2 次服用。

三诊：患者心烦、烘热症状消失，继续门诊治疗，病情稳定，随诊至今。

按语： 患者为中年妇女，乳腺癌术后，出现下肢乏力伴腰部酸痛、食欲差的临床症状，从肝为"罢极之本"、脾主四肢和肌肉的生理特点分析，乏力应从肝、脾两脏论治，乳腺癌化疗后伴恶心、呕吐等消化道反应，为脾胃之气受损，升降失调，运化失司。结合舌脉，辨证为肝肾亏虚、气阴两虚证，治当益气养阴、滋补肝肾。方中用大剂量黄芪配北沙参共为君药以补气养阴，杜仲、续断、桑寄生、牛膝滋补肝肾，共奏补益之功。当归滋养肝体，柔肝疏肝的同时配合白术理气健脾，健脾化湿效佳。浊气在上，则生腹胀，临床症状表现为腹部胀满不适，加厚朴配伍枳壳，升清阳降浊气，使得中焦气机复归于权衡，加代赭石、砂仁和胃降逆止呕，腹胀自消；附子温阳通络、调理气机，改善患者恶寒症状。二诊，患者其余症状均改善，但出现心烦、烘热汗出类似更年期综合征阴虚内热的表现。在上方的基础上去附子、续断，加淡豆豉清透郁热，使得邪气有出路，再配合黄连和山萸肉交通心肾，引火归原。患者服用后取得了满意的疗效。

案二　患者高某，女，43岁。初诊日期：2015年3月10日。

现病史：患者半年前在当地医院行右乳改良根治术，术后病理示浸润性导管癌2级。术后化疗6个周期，之后口服来曲唑至就诊时。手术前胸部CT示双肺多发结节，纵隔淋巴结肿大，考虑肿瘤转移，之后患者多次复查CT均无变化。就诊时症见时有颈部发胀，左乳上方胀痛连及左腋下，有时胁部胀闷，平时多虑，饮食二便可，眠欠佳，舌质淡暗，苔薄白，脉滑细。

诊断：乳腺癌。

辨证：肝郁脾虚，气滞血瘀，兼夹湿热。

治法：疏肝健脾，行气化瘀，清热化湿。

处方：黄芪30g，北沙参30g，茯苓15g，郁金15g，赤芍30g，枸杞10g，夏枯草15g，酸枣仁15g，合欢皮15g，八月札15g，白花蛇舌草30g，莪术15g，蜈蚣1条。7剂，水煎服，日1剂，分早晚2次服用。

二诊：多部位胀痛减轻，余无特殊，饮食二便可，脉沉细，舌质红，苔黄根腻。

处方：守上方，去酸枣仁15g，合欢皮15g，加薏苡仁30g。14

剂，水煎服，日1剂，分早晚2次服用。

三诊：诉咳嗽，咽痒，余无特殊，脉滑细，舌红暗，苔薄白。守上方，去枸杞、夏枯草、薏苡仁，加紫菀15g，桔梗10g，苦杏仁10g。7剂，水煎服。患者症状缓解，后守方随证加减，病情稳定。

按语：患者中年妇女，初诊时主诉时有颈部发胀，左乳上方胀痛连及左腋下，有时肋部胀闷。素性情易郁，气滞于内，肝气不舒，肝经不畅，则左乳上方胀痛连及左腋下，有时胁部胀闷。气滞则血脉瘀阻于内，结于乳房则成乳腺癌。治以疏肝健脾、行气化瘀。因患者刚进行手术不久，且体质尚可，应积极进行抗肿瘤治疗，故方中加用白花蛇舌草、莪术、蜈蚣等清热解毒抗癌之品。因患者睡眠欠佳，予酸枣仁安神定志助眠。二诊，因其失眠有所好转，去酸枣仁减少助眠之力。患者多部位胀痛有减，疏肝之效初见，苔黄根腻，考虑内蕴湿热，予薏苡仁清热化湿。三诊，病情尚算稳定，出现咳嗽症状，辨证属肺气上逆。予紫菀、杏仁、桔梗等降肺气、止咳喘。同时继续予清热解毒、软坚散结、疏肝解郁之品。此患者的治疗体现了中医辨证论治之思想，治疗时应突出主症，在不同病情阶段使用不同药物。乳腺癌术后患者虽然原发病灶已切除，但疾病性质未发生改变，只是所处临床阶段不同。因此王教授在治疗乳腺癌时，常以疏肝健脾、行气化瘀为法，再根据患者具体病情，加减化裁。

第七节　食管癌

目前多数学者主张将食管癌归属于"噎膈"范畴。明代王肯堂指出：噎者，咽喉噎塞不通，饮易入，食难入也；膈者，胃口隔截而不受，饮食暂下，少顷复吐也。"噎"是因为上段食管病变导致进食困难、噎塞感；"膈"则是因为食管胃接合部、贲门病变，导致饮食虽可进入，但是难以入胃，少顷复吐，二者虽有区别，但均是咽至贲门的病变，因此后世医家将其合称为"噎膈"。

一、病因病机

噎膈病因病机为本虚标实，各种原因致津枯、血燥、肝郁、脾肾亏虚等为本虚，共同引起气滞、瘀血、痰浊三种标实病邪，共同交阻于食管，形成噎膈之症。

王昌俊教授认为，噎膈病位在食管，为脾胃所主，所以其病变脏腑主要在胃，又与肝、脾、肾等脏腑有密切关系。或因脾失运化，水湿内停而生痰，阻于食管；或因胃失和降，肝失疏泄，而致气机郁滞，升降无常，痰阻血瘀，致食管梗阻；或因肾阴亏虚，虚火上炎，食管失于濡养，加之虚火灼伤，引起吞咽困难，而发为噎膈。王教授特别指出，结合现代病理类型来看，鳞癌者中医属火、属燥多见，腺癌者属寒、属湿多见。我国食管鳞癌最常见，大约占所有食管癌的 90%，故特别应注重火燥之邪。

二、辨证论治

王昌俊教授治疗食管癌，始终以扶正祛邪为原则，祛邪重在化痰理气、活血化瘀、清热解毒等相互配伍合用，扶正以健脾和胃、益气养阴为主。化痰散结、活血化瘀、清热润燥、益气养阴、抗癌解毒是食管癌的基本治法。王昌俊教授一般将食管癌分为以下证型论治。

1. 痰气交阻证

症状：食入不畅，吞咽不顺，时有嗳气不舒，胸膈痛闷，伴有隐痛，口干，舌淡质红，苔薄白，脉弦细。

治法：开郁化痰，润燥降气。

方药：启膈散加减。

2. 津亏热结证

症状：进食梗噎不下，咽喉干痛，潮热盗汗，五心烦热，大便秘结，舌干红少苔，或有裂纹，脉细数。

治法：滋养津液，泄热散结。

方药：沙参麦冬汤加减。

3. 瘀血内结证

症状：吞咽困难，胸背疼痛，甚则饮水难下，食后即吐，吐物如豆汁，大便燥结，小便黄赤，形体消瘦，肌肤甲错，舌质暗红少津，或有瘀斑瘀点，苔黄白，脉细沉或细滑。

治法：破结化瘀，滋阴养血。

方药：通幽汤加减。

4. 气虚阳微证

症状：饮食不下，泛吐清水或泡沫，形体消瘦，乏力气短，面色苍白，形寒肢冷，面足浮肿，舌质淡，脉虚细无力。

治法：温补脾肾，益气回阳。

方药：补气运脾汤、右归丸等加减。

三、用药特点

1. 养阴药 从食管癌患者临床表现来看，患者吞咽困难、进食梗噎感较为明显，吴谦曰："三阳热结，伤津液干枯……贲门不纳为噎膈"，故在治疗上应使用清润生津降火之品。王教授常用北沙参、生地黄、天花粉等药，其中沙参甘、淡，性寒，"治一切阴虚火炎，似虚似实，逆气不降，消气不升"，可谓补而不腻，行而不滞；生地黄能够清热生津，且能凉血而不留瘀；天花粉甘、微苦，微寒，能够清热生津、消肿排脓，常与沙参配伍。除此之外，"病坚之下必有伏阳"，坚硬有形之肿物，其内多郁有火热之邪，且食管位于胸中，居阳位易为火所扰，故应酌加清热润燥之品，如金银花、桑叶、枇杷叶等。

2. 化痰药 痰阻为最主要的邪气，血瘀、气滞、癌毒多为由痰所致或者与痰相伴，所以宽胸化痰是治疗食管癌非常重要的治法，常用宽胸化痰的中药有半夏、浙贝母、胆南星等；古有"肾为生痰之本，脾为生痰之源，肺为储痰之器"的说法，除直接使用化痰药物外，调治肺、脾、肾亦是除痰之法。肺润则可宣发肃降，水道调畅，痰不易生成；脾健运化有力，痰无源可生；肾气化功能正常，痰无根可生。王教授喜用生半夏、浙贝母等化痰散结。现代众多研究表明，生半夏具有镇吐、祛痰、抗肿瘤的作用；浙贝母功于清热化痰，散结解毒。故见各家治疗食管癌处方，多有与半夏、浙贝母以清热化痰、散结开郁。

3. 化瘀药 隋代巢元方在《诸病源候论》中指出：肿之生也，皆由风邪寒热毒气客于经脉，使血涩不通，瘀结而成肿也，为后世噎膈从瘀论治提供了理论依据。血瘀宜活血化瘀，王教授多选用三棱、莪术、桃仁、蜈蚣等。"血不利则为水"，活血的同时既能祛瘀，又能利水化痰。其使用最多的为桃仁、莪术，取其活血化瘀、消肿化滞之功，且桃仁、莪术有润燥通下的作用。

4. 降气药　胃气不降反而上逆，水谷不能正常受纳腐熟，则精微无以成，气血无以充盛，机体失于充养。故通降胃气在治疗食管癌过程中不可忽略。食管癌患者多有呕呃、食入即吐的症状，且往往食欲随恶心呕吐、反酸的症状加重而逐渐减低。故治疗中，王教授常使用代赭石、厚朴、枳壳、柿蒂等镇逆降气之品，使胃气得以和降，消化吸收功能得以恢复。

5. 攻毒药　癌毒治疗当以毒攻毒，邪毒蕴结是肿瘤形成的重要原因，肿瘤患者病情较重，进展迅速，非攻不可中病，当予以毒攻毒。王教授多酌情选用山豆根、白花蛇舌草、半枝莲等药，直接攻毒，直达病所。对热毒、痰毒、瘀毒等，给予清热解毒、化瘀解毒等治疗。其中山豆根有清热解毒，消肿利咽之功效，虽有小毒，但用于火毒蕴结较深，食难下咽的患者，效果颇佳。

6. 虫类药　虫乃血肉有情之品，药性善行走窜，搜邪通络，攻坚破积，并且能引药入经，其药力猛，药效强。故使用僵蚕、守宫、蜈蚣等虫类药物治疗食管癌乃王教授的一大特色。其中僵蚕咸、辛，平，气浮味轻，入肺、肝、胃经，祛风化痰，散结行经，能散相火逆结之痰而其善走人体上部，在治疗食管癌及颈部淋巴结转移癌方面有很好的疗效。守宫，咸寒而有小毒，能祛风活络散结。《医方摘要》中甚至单用一味壁虎焙干研末，油调敷之以治疗痈疮，说明其软坚破结、清热解毒、消肿止痛之功效明显，一般用于偏热燥的患者。蜈蚣，辛温而有毒，长于息风镇痉，攻毒散结，通络止痛，一般用于痰瘀较重的患者。

四、医案举隅

患者李某，男，64 岁。初诊日期：2016 年 11 月 6 日。

现病史：患者 7 个月前无明显诱因出现进食梗阻，以进食干硬食物梗阻明显，纤维胃镜检查示距门齿约 36cm 处可见一肿物，沿食管内壁生长，肿瘤长约 5cm，质脆，触之易出血。病理检查示鳞状细胞癌。患者因年事已高，拒绝手术及化疗。就诊时症见面色黧黑，形体消瘦，爪甲干枯，自诉口干舌燥，进食困难，每日进食少量流质饮食为主，不能进食硬食之类，呕吐黏液较多，不伴咖啡色黏液，神疲乏力，多倦卧于床，懒于言语，胸前剑突处疼痛不适，大便干结，5～7 日一行，小便清长量少，脉沉细无力，以左侧寸关脉为明显，舌质干红乏津，舌体中间有裂纹。

诊断：食管癌。

辨证：阴津亏虚，脾胃虚弱。

治法：养阴生津，调补脾胃，解毒散结。

处方：生地黄 15g，沙参 30g，桑叶 10g，桃仁 10g，石斛 10g，太子参 30g，白术 30g，蜂房 10g，大黄 10g，当归 5g，肉苁蓉 30g，守宫 10g，生半夏 10g，甘草 10g，浙贝母 30g，厚朴 15g。7 剂，水煎服，日 1 剂，分早晚 2 次服用。

二诊：诉初次药后口干减轻，进食后梗阻感稍减轻，可顺利进食流质饮食，呕吐黏液样物质减少。遂于上方去大黄，加紫苏梗 10g，砂仁 10g，以增强健脾和胃、理气宽中、化痰散结之功，继服 10 剂。

三诊：自诉梗阻感明显减轻，口干舌燥消失，纳食较前增多，可进食面条之类食物，未再呕吐黏液样物质。

按语：食管癌之所发，主要在于患者正气亏虚，不能内守，加之七情六淫失常、饮食失节，终致邪毒侵袭。癌毒盘踞于内，久结不去，耗气伤津，终至胃脘干枯，津液枯竭，正气衰败。此时治疗应以扶正补虚为主，解毒祛瘀为辅。药以生地黄、沙参、桑叶、石斛养阴生津，桃仁、守宫祛瘀通络，生半夏、浙贝母、蜂房解毒散结，太子参、白术补益脾胃。治疗过程中应时时应顾护胃气，"留得一分胃气，便有一分生机"，断不可贪功冒进，以致攻伐太过，伤及脾肾，动摇先后天之本，终致脾肾衰竭。

第八节　肝癌

原发性肝癌是指原发于肝细胞或肝内胆管细胞等肝上皮组织的恶性肿瘤。我国大多数患者都在乙肝和 / 或肝硬化病史的基础上发病。因其手术后复发率高，对放化疗等治疗不敏感，治疗难度大，是我国高发的、危害极大的恶性肿瘤。

王昌俊教授认为，肝癌的治疗应该是中西医结合的个体化综合治疗，患者根据病情选择手术、介入治疗及化疗等治疗措施。中医药治疗在肝癌早期可阻断病程，预防肝炎、肝硬化向肝癌转化；术后可预防肿瘤复发转移；介入治疗及化疗后使用可减轻不良反应，增加疗效；晚期患者可减轻临床症状，提高生活质量，延长生存期。

一、病因病机

多数医家认为本病是由于正气亏虚，饮食不节，情志不畅，肝郁气滞、痰湿内阻、瘀毒互结、留积胁下而成。其病位在肝，与脾、肾、胆密切相关。

王教授认为，肝为刚脏，体阴而用阳，主疏泄，喜条达而恶抑郁。肝癌其发病或因情志郁结，疏泄失职，气机不利而致气滞血瘀；或因饮食不节，损伤脾胃，痰浊内停以致痰瘀互结；或因外感湿热之邪壅郁肝胆，日久耗气伤阴，导致气阴两虚，湿、热、毒交结。其病性病机为正虚邪实，虚实夹杂。正虚主要是脾气亏虚、肝阴不足、胆失疏泄、肾气损耗，邪实主要为痰、湿、热、瘀、毒相互结聚。

二、分期论治

王教授认为，肝郁、脾虚、湿困、血瘀贯穿于肝癌病证的始终，故疏肝健脾、化湿通络是肝癌的基本治疗大法。故王教授多用紫苏梗、郁金、预知子等以疏肝理气，党参、黄芪、白术等以健脾益气，茵陈、鸡骨草、薏苡仁、茯苓等以化湿利湿，鳖甲、土鳖虫、莪术等以通络散结。

肝癌的发展过程是一个正虚邪实逐渐变化的过程。根据肝癌的发病特点，一般可分为肝热血瘀、肝郁脾虚、肝肾阴虚证论治。患者初期多见肝热血瘀，中期常呈肝郁脾虚，晚期多为肝肾阴虚。故一般在疾病初期，正盛邪旺，当以清热攻邪为要，以遏其邪毒；中期邪气愈加炽盛，正气大为受损，当予以养阴健脾，攻补兼施；晚期患者正气大伤，不能耐受攻伐，当以补养气血为主，扶正固本以散结消癥。

1. 初期

症状：上腹痞满，疼痛拒按，肤色鲜黄，甚则肌肤甲错，或烦热口干，口苦喜饮，大便干结，尿黄短赤，舌红，苔厚，脉弦数滑而有力。

治法：清肝解毒，祛瘀消瘤。

王教授往往在疏肝健脾、化湿通络药物基础上加用溪黄草、半枝莲、栀子、夏枯草等药以清肝泻火。肝癌多因情志抑郁，肝失疏泄，气滞血瘀，壅塞脉络所致。同时，肝为刚脏，体阴而用阳，肝郁易化火生风。正如清代王旭高说："肝火燔灼，游行三焦，一身上下内外皆能为病，难以枚举。"王教授认为，运用清肝解毒、祛瘀消瘤之法可早期祛除病邪，防止肝火伤及阴血，邪却则正安，能减少病邪对机体的损害，延缓乃至阻止病情进一步演进。

2. 中期

症状：消瘦乏力，倦怠短气，腹胀纳少，进食后胀甚，口干不喜饮，眠差，尿黄短，便溏，舌淡胖，苔白，脉弦细。

治法：养阴健脾，攻补兼施。

此时邪气愈加炽盛，患者正气大为受损，不宜攻伐太过。王教授往往在疏肝通络药物基础上加党参、沙参、枸杞、白术、茯苓等药以健脾养阴。

3. 晚期

症状：臌胀肢肿，四肢消瘦，唇红口干，烦躁不眠，尿短赤，大便干结，舌红绛，舌光无苔，脉细数无力。

治法：滋养肝肾，育阴培本。

患者正气大伤，不能耐受攻伐，寓攻于补，着重滋养肝肾，育阴培本。王教授予以疏肝通络药物基础上加菟丝子、白茅根、白芍、枸杞子等药以补益肝肾，滋阴降火。

三、辨证论治

王昌俊教授指出，肝癌临床病症多端，可出现黄疸、腹水、呕血、便血等多种变证。应在辨证论治的基础上，随证加减。中医辨证治疗对于改善症状，提高患者生存质量具有较为明显的效果。如黄疸属阳黄者，方用茵陈蒿汤合甘露消毒丹加减，选用茵陈蒿、溪黄草、虎杖、车前草等药物；属阴黄者，方用茵陈五苓散合膈下逐瘀汤加减；癌性腹水，选用五苓散、猪苓汤等方剂，并予白茅根、玉米须、茯苓皮等药物；如出现出血诸证，属阴虚火旺所致迫血妄行，治宜养阴清热，凉血止血，方用犀角地黄汤加减；脾气虚弱致脾不统血，治宜健脾益气、摄血止血，方用归脾丸加减；肝火犯胃所致，治宜泻肝清胃、凉血止血，用龙胆泻肝汤合十灰散加减。

辨病治疗可选用仙鹤草、旱莲草、大黄、白及等药。

四、医案举隅

案一　患者黎某，男，56 岁。初诊日期：2015 年 9 月 17 日。

现病史：患者既往患乙型肝炎、肝硬化多年，2 个月前因腹胀、胁痛就医，在医院经腹部 MRI 检查，诊断考虑"原发性肝癌，腹水"，患者要求中医治疗。现症见乏力腹胀，肝区疼痛，纳差，小便少而赤，大便困难，口干不欲饮，下肢寒，里急后重，面色晦暗，巩膜黄染，下肢浮肿，舌质红绛，苔黄腻，脉弦数，重取无力。

诊断：原发性肝癌。

辨证：气滞血瘀，湿热交阻。

治法：理气祛瘀，消积散聚，清热利湿。

处方：茵陈15g，栀子10g，生黄芪30g，白术15g，太子参15g，莪术15g，土茯苓15g，陈皮5g，猪苓15g，车前子10g，鳖甲15g，鸡内金15g，生麦芽30g，虎杖15g，甘草5g。7剂，水煎服，日1剂，分早晚2次服用。

二诊：患者症状有所好转，小便由赤转黄，量明显增多，腹胀明显好转，有饥饿感，食量增加，精神好转，自行走进诊室。但仍为面色晦暗，腹稍胀，小便黄，大便每日1次。辨证治则如前。中药汤剂原方去土茯苓，加土鳖虫5g。14剂，水煎服，日1剂，分早晚2次服用。

三诊：患者症状明显减轻，食量增加，体质大有好转，下肢浮肿消退，能自行活动。

按语：《诸病源候论》指出，癥瘕积聚，病因乃"寒温不调，饮食不节，阴阳不和，脏腑虚损，并受风邪留滞而不去成也"。该患者呈寒热虚实夹杂，其病因病机既有因寒温不调，饮食不节，阴阳不和，脏腑虚损，气虚血瘀，又有湿邪不化，毒热内蕴之象，故以茵陈蒿汤、五苓散、黄芪建中汤为主方加减，急则治其标实，一方面清热解毒利湿，另一方面补气温中祛寒。因患者有肝硬化病史，故纠正肝硬化不可忽视，故以鳖甲、鸡内金、生麦芽，后又加用土鳖虫疏肝理气、软坚散结。诸药合用共奏清热利湿、疏肝理气、益气健脾、攻坚消积之功。该方祛邪不伤正，扶正而不留邪，提高机体抗病能力，改善患者症状，延长患者生存期。

案二　患者李某，男，60 岁。初诊日期：2015 年 8 月 20 日。

现病史：2015 年 5 月患者出现恶心呕吐，身目黄染，某医院查肿瘤标志物 CA19-9、CA125 异常升高，腹部 CT 示壶腹部占位，考虑为肝内胆管癌。因高龄，体质差，不能手术切除肿物。故行胆道支架置入术，术后黄疸明显减轻，但一般情况差，消瘦，求治于中医。就诊时患者轮椅推入，皮肤、巩膜轻度黄染，面色晦暗，消瘦，乏力，偶有恶心，纳少，大便干，舌质淡，苔白厚腻，脉沉细。

诊断：肝内胆管癌。

辨证：脾气亏虚，痰湿阻遏。

治法：益气健脾，利湿退黄。

处方：党参 15g，麦冬 15g，枸杞子 10g，白术 30g，茵陈 15g，法半夏 15g，枳壳 10g，白花蛇舌草 30g，厚朴 15g，莪术 15g，黄芪 30g，薏苡仁 30g，茯苓 15g，鳖甲 15g。7 剂，水煎服，日 1 剂，分早晚 2 次服用。

二诊：患者复诊时病情好转，大便变黄色，质软，黄疸较前减轻，进食量稍增加。舌质淡，苔白腻，脉细。辨证及治则同前，守原方加苏梗 10g，鸡内金 15g，虎杖 15g。14 剂，水煎服，日 1 剂，分早晚 2 次服用。

三诊：患者症状逐渐改善，食纳增加，精神好转，体力上升，继续原方加减治疗，病情稳定。

按语：患者为老年男性，平素身体不佳，体质偏弱。发现壶腹部占位时已经为晚期，出现了梗阻性黄疸，行介入术后，黄疸减轻，但大便颜色仍未正常。初诊时王教授诊其为黄疸，证属阴黄，治宜益气健脾，利湿退黄。方用茵陈清热利湿，为退黄之要药；薏苡仁、白花蛇舌草清热利湿，退黄保肝；厚朴、枳壳通腑泄下，使邪有去路；莪术、法半夏、鳖甲以软坚散结，加党参、黄芪以健脾益气。二诊时病情有好转，大便变黄色，质软，说明梗阻症状在好转，进食量也稍增加。故上方加鸡内金、苏梗，加强健脾理气作用，改善食欲，加虎杖以加强清热解毒退黄，且虎杖亦可加强通腑泄下。三诊时患者一般状况继续改善，食纳增加，精神好转，体力上升，继续以健脾益气、疏肝解郁、利湿退黄为法，重在扶正调理，体质明显恢复，一般状况好转，生活质量提高。

第九节 胰腺癌

胰腺癌是一种预后极差的消化系统肿瘤，临床表现隐匿，发现时常为晚期，发展迅速，尽管联合应用手术、放化疗、免疫治疗等现代医学治疗手段可以使部分患者的病情得到控制，但5年生存率很低。其中，晚期不可手术的胰腺癌患者预后很差，许多患者的化疗疗效欠佳，不良反应明显，严重影响生活质量。针对胰腺癌患者的个体差异，拟定个体化方案才可以延长患者生存期和提高生存质量，多学科联合诊治发挥着越来越重要的作用，中医药扮演着越来越重要的角色。

一、病因病机

中医学虽无"胰腺癌"之病名，但大致与"伏梁""积聚""黄疸"等范畴相同。《难经·四十二难》中描述："脾重二斤三两，扁广三寸，长五寸，有散膏半斤，主裹血、温五脏，主藏意。""散膏"与胰腺相似，且与脾的关系密切。《难经正义》中称胰为"附脾之物"。

结合古籍，王昌俊教授认为现代胰腺癌与中医脾的功能关系密切，胰腺癌的发生与脾脏功能失调有关，"气不得通，为痰，为血，皆邪正相搏，邪既伤正，正不得制之，遂结而成块"。气机不通又是胰腺癌常见的另一个成因，脾的功能失调则运化失司，加之气机不通，复感外邪，酿生痰浊瘀毒，蕴结于内故形成癌肿。

二、辨证论治

王昌俊教授临床辨治胰腺癌强调辨证精准，临床上胰腺癌的常见证型如下。

1. 湿热蕴结证

症状：腹胀闷，腹痛，身目黄，口苦纳差，大便秘结，小便短赤，可有发热。舌红，苔黄腻，脉象滑数。

治法：清热解毒，利胆祛湿。

方药：茵陈蒿汤加减。

2. 气滞血瘀证

症状：腹痛明显，可伴有腹胀，恶心呕吐，纳差，腹部常可扪及包块。舌暗红或青紫，常有瘀斑，苔薄或微腻，脉细涩。

治法：行气活血，化瘀散结。

方药：膈下逐瘀汤加减。

3．脾虚湿困证

症状：神疲乏力，身目发黄，肤色晦暗，脘腹闷胀，恶呕纳呆，便溏，可有腹水，腹部可触及包块。舌淡，有齿痕，苔腻，脉滑细。

治法：益气健脾，祛痰化湿。

方药：参苓白术散加减。

4．阴虚毒热证

症状：消瘦神疲，口干烦躁，食少纳差，腹部闷痛，或有腹水，常有低热，大便干，小便黄。舌质鲜红，少苔，脉弦数。

治法：养阴生津，泻火解毒。

方药：一贯煎加减。

三、辨治要点

1．重视健脾化湿　在辨证论治的基础上，王昌俊教授强调胰腺癌的中医治疗要重视健脾与化湿。他认为胰腺癌尽管有痰湿、气滞、热毒、瘀血等实证表现，但多是在脾虚基础上衍生而来。脾虚是基础，是根本，治疗须以健脾益气为基础，脾的功能失调则运化失司，加之气机不通，脾虚则容易酿生湿邪，日久则更碍脾，治疗上应在调理脾胃的基础上加强理气化湿。

2．保持腹气通畅　王昌俊教授认为胰腺在形态结构和生理功能上其独特之处，与中医的"脏"或"腑"均有所不同，其分泌胰岛素及排泄胰液的功能既有脏"藏而不泻"的特点，又有腑

"泻而不藏"的特点。故治疗胰腺癌不能简单地予以脾胃同治，胰腺排泄当以通降为顺，才能使气机和顺，脏腑功能正常，邪气有所出路。

3. 晚期顾护阴津　许多肿瘤晚期患者出现消瘦、口干烦躁、便干尿赤、虚热盗汗等阴液亏虚的表现，治疗上应注意顾护阴津。特别是健脾药物多偏燥，理气行气药物又多行多散，使用不当容易伤阴。阴虚毒热证亦是胰腺癌患者病情发展到晚期的常见证候，这时候应谨记顾护阴津，常加山萸肉、女贞子、北沙参等药物。又有部分阴虚患者合并腹水，王昌俊教授强调这是水液分布不均、湿浊内生的表现，这部分患者在治疗时既要利水化湿浊，又要养阴生津，可配合中药外敷加强利水效果。利水方中主要运用大黄、芒硝、土鳖虫、地龙、田螺肉、南星、冰片等药物，取利水消肿、行气通络、散结止痛之功效。

胰腺癌患者预后很差，即使手术、放化疗等多种现代医学联合治疗，5 年生存率仍很低。现代医学治疗手段有限，中医药在治疗中晚期胰腺癌中有其优势。王昌俊教授认为中医治疗胰腺癌要准确辨证，注重调理脾胃功能，保持腑气通畅，对于晚期患者要注意顾护阴津。运用中西医结合治疗胰腺癌，要把握好其所处的疾病时期及使用的现代医学治疗手段，让中西医达到协同增效作用。

四、医案举隅

患者黎某，女，69 岁。初诊日期：2022 年 6 月 30 日。

现病史：患者 2021 年因腹部不适，于体检时发现 CA19-9 升高至我院就诊，完善腹部 CT 提示胰腺肿物，遂于 2021 年 7 月我院胰腺外科行手术治疗，术后病理为胰腺导管腺癌（中分化），术后患者口服替吉奥化疗 6 个疗程。2022 年 5 月患者复查 CA19-9 44.8U/mL，仍有腹胀等症状，为求中医药治疗来诊。患者诉腹胀，矢气多，胃纳差，早饱，腹冷，喜热饮，偶有腹痛，呃逆反酸，大便偏烂，无黏液血便，疲劳，四肢冰冷，全身皮肤瘙痒，睡眠较差，口干，无口苦，舌淡胖，苔白稍腻，脉沉细。

诊断：胰腺癌。

辨证：中焦虚寒，气滞湿阻。

治法：补气温中，行气化湿消积。

处方：黄芪 30g，吴茱萸 10g，红参 5g，细辛 6g，桂枝 10g，紫苏梗 10g，姜厚朴 15g，砂仁 10g，建曲 10g，代赭石 15g，乌梅 10g，生半夏 10g，南方红豆杉 9g，蜈蚣 3g，僵蚕 10g，姜黄 30g，甘草 10g。7 剂，日 1 剂，分早晚 2 次服用。

二诊：上方连续服用 7 剂后，患者疲劳、四肢冰冷、腹胀等症状均得以改善，胃纳仍较差，早饱，增予鸡内金 10g，山楂 20g。

三诊：患者病情改善，一般情况可，维持中医药治疗至今。

按语：患者为老年女性，胰腺癌综合治疗后，伴有疲劳，四肢冰冷及腹胀等消化道症状，辨证为中焦虚寒、气滞湿阻证，治当补气温中、行气化湿消积。方中以黄芪健脾益气、红参大补元气、吴茱萸温中散寒，紫苏梗、砂仁、建曲、厚朴理气化湿，助运化消结，生半夏化痰、姜黄破瘀、红豆杉解毒、蜈蚣通络、僵蚕散结、代赭石降逆，在行气的同时，通过化痰、破瘀、解毒等多方向联合消积散结，达到抑瘤控癌的效果。又加以乌梅生津止痛止呕，桂枝、细辛祛风通络，改善肢冷及皮肤瘙痒，甘草调和诸药。因胰腺癌患者消化差，二诊时又增予鸡内金、山楂改善消化。在胰腺癌的整个治疗过程中，王昌俊教授非常重视固护脾胃，所谓"胃气在则生"；同时又强调重视攻邪，胰腺癌恶性程度高，需要从痰、湿、瘀、毒等多方向入手联合消积散结才能出奇制胜。

第十节　胃癌

一、病因病机

胃癌是常见的消化系统恶性肿瘤之一，2019 年研究报告显示，我国是东亚地区胃癌发病率较高的国家，致残率、致死率居高不下，给人民健康带来了严重威胁。胃癌多属中医学中"伏梁""胃脘痛""反胃""噎膈""积聚"等范畴，《灵枢·邪气脏腑病形》云："心脉……微缓为伏梁，在心下，上下行，时唾血。"《难经·五十六难》有言："心之积名曰伏梁，起脐上，大如臂，上至心下。久不愈，令人病烦心。"金元时期《兰室秘藏》一书中首立"胃脘痛"一门，明确区分胃脘痛和心痛，使胃痛成为独立病证。

古人认为胃癌的病因病机与外邪犯胃、饮食所伤、情志内伤、脾胃虚弱等原因所导致脾胃损伤，升降失司，胃气壅塞，继而出现气滞、痰阻、血瘀等病理产物相关。

近现代各医家在总结前人经验的基础上，又为胃癌的病因病机做出了新的阐释。郁存仁认为素体内虚是导致胃癌发病的根本，外邪侵袭是发病的外在条件。裴正学教授提出脾胃虚弱、正气亏损为胃癌发病的内在因素，痰、气、瘀、毒阻滞是发病的外在条件。王居祥教授认为，胃癌的病机关键在于阳虚气结，其发病以脾胃虚寒为本，气机郁结为标，痰湿瘀血为病理产物。刘沈林教授认为脾胃虚弱，邪实积聚是胃癌病因病机之关键，邪实又可导致正虚，二者互为因果。周仲瑛教授提出了"复合病机"的概念，是指由于不同病因（外感六淫、脏腑功能失调）所产生的病理因素（风、寒、湿、热、火、痰、瘀、气、水、饮、毒等）之间相互兼夹、相互转化、复合为患，从而表现为复杂的发病特点。

王昌俊教授博采众长后提出胃癌的病因病机是复杂的，归纳为本虚标实，虚实夹杂。外邪侵袭、饮食不节、七情所伤或素体脾胃虚弱，导致脏腑功能失调，气机郁滞，痰湿内生，瘀血阻滞、热毒为患，日久则形成癌毒。而痰、瘀、热、毒、气郁既是病因病机，又是病理产物，这些病理产物在体内壅滞，进一步损伤五脏六腑，耗损气血津液，晚期甚至表现为五脏皆衰，阴竭阳亡。因此，正虚和邪实互为因果，密切相关。

二、辨证论治

胃癌的辨证分型论治，不同医家各有心得体会，见仁见智。如裴正学教授将胃癌分为肝胃不和、脾胃气虚、脾胃湿热、气滞血瘀、胃阴亏虚等型进行辨证施治。而李佃贵教授则主要将胃癌证型归类为痰气交阻、浊毒内蕴、津亏热结、气血两虚。王昌俊教授根据临床实践，将胃癌的中医辨证治疗分为邪实、正虚两大类，邪实证型有痰气交阻、脾胃湿热、气滞血瘀、肝胃不和，虚证主要包括气血不足、气阴两虚。癌症早期、术前、放化疗前以邪实为主，癌症中后期、术后、化疗后以正虚为主。

1. 痰气交阻证

症状：进食梗阻，有异物感，胃脘痞闷胀痛，情志不畅，嗳气呃逆，咽干咽燥。舌红或淡红，苔白，脉弦滑。

治法：行气解郁，化痰润燥。

方药：法半夏、厚朴、藿香、佩兰、砂仁、茯苓、柿蒂、紫苏叶、山慈菇、制天南星等。

2. 脾胃湿热证

症状：胃持续性疼痛，阵发性加剧，有胃灼热感，可伴有恶心、呕吐，嘈杂吐酸，大便偏稀质黏或便秘，精神差，时有发热。舌质红，苔黄或黄白相间，厚腻，脉弦滑数。

治法：清热燥湿，行气止痛。

方药：黄连、草豆蔻、半枝莲、白花蛇舌草、蒲公英、木香、薏苡仁、吴茱萸、瓦楞子、海螵蛸等。

3. 气滞血瘀证

症状：胃刺痛，痛有定处，拒按，上腹部可触及肿块。面色晦暗，形体消瘦，可伴有发热，大便干结或溏泄。舌质绛红或紫暗，有瘀斑，少苔或苔黄腻厚，脉弦大但无力，寸脉沉细。

治法：活血化瘀，通络止痛。

方药：莪术、三七粉、蜈蚣、守宫、桃仁、蒲黄、大黄等。

4. 肝胃不和证

症状：胃脘痞满胀痛，连及胁肋部，胸闷，喜太息，情志抑郁冷漠，或烦躁易怒，嗳气呃逆，反酸嘈杂。舌苔薄白，脉弦。

治法：疏肝理气，行气和胃。

方药：枳壳、白芍、柴胡、郁金、佛手、海螵蛸、山楂、炒谷芽、麦芽等。

5. 气血不足证

症状：胃脘疼痛，恶心呕吐，体形消瘦、乏力、神疲倦怠，皮肤枯燥甲错，大量呕血，甚至腹水。舌淡白，苔薄白，脉沉细无力。

治法：扶正培本，佐以祛邪。

方药：党参、茯苓、白术、黄芪、当归等。

6. 气阴两虚证

症状：进食时困难，梗阻疼痛，尚能饮水，饮食不入，入后则吐，胸背灼痛，形体消瘦，乏力汗出、皮肤枯燥，心烦潮热，口燥咽干，口渴欲饮水，大便干结。舌红，苔干或有裂纹，脉弦细数。

治法：养阴生津，清热散结。

方药：北沙参、麦冬、天花粉、玉竹、生地黄、牡丹皮等。

三、辨治要点

1. 分清主次，要重视脾胃功能，注意固护胃气 《医宗金鉴》认为，凡治诸癥瘕，宜先审身形之壮弱，病势之缓急而治之，如人虚，则气血衰弱，不任攻伐，病势虽盛，当先扶正气，而后治其病；若形证俱实，宜先攻其病。扶正和祛邪是贯穿肿瘤治疗始终的两大原则，根本目的在于调和阴阳，提高肿瘤患者生存质量、生存率。王昌俊教授指出，临床上绝大部分患者被确诊胃癌时，已经属于中后期或后期，或多或少经过手术、放化疗等带来的影响，此时正气已虚，表现为胃纳差，甚则不能食。脾胃气之盛衰有无，直接关系到患者的后续治疗、预后及转归，影响生存质量和生存时间。因此重视脾胃，扶助胃气，固护后天之本尤为重要，胃癌的治疗尤其要以扶正为主，重视脾胃功能，佐以祛邪。且扶正、祛邪互为因果，从本质上来说，扶正就是祛邪，祛邪有助于扶正。

2. 强调胃气通降，保持全身气机通畅　王昌俊教授强调，胃为六腑之一，"六腑以通为用""泻而不藏""实而不能满"，胃主受纳腐熟水谷，具有通调降浊的生理特性。胃与脾相互配合，纳运协调以化水谷生精微，进而化生气血津液，濡养机体。胃气通降与脾气升举相互为用，影响全身气机的升降。故胃癌治疗中要注意通降胃气，缓解患者大便困难的症状，保持大便通畅，借此畅通全身气机。

3. 胃喜润恶燥，胃润则降，重视保护胃中津液　胃为阳明脾土，喜润恶燥，需要津液以维持其受纳、腐熟水谷的功能及通降下行的特性。《医学求是·治霍乱赘言》指出"胃润则降"。王昌俊教授指出，胃癌易成燥热之害，损伤胃中津液。所以，治疗时要注意保持胃中津液的充足，用药要轻灵，不可妄施大寒大热、大毒大剂量等药物。即使用之，也要思之慎之，尤其是苦寒泻下之剂，中病即止，以免伤津化燥。如此施治，看似简单保守，实则不偏不激，患者负担轻，疗效可，坚持调治，必能达到增强免疫力，预防复发转移，提高生活质量的目的。

4. 注重虫类药物的使用　王昌俊教授总结指出，瘀结日久，必成积聚。"瘀"是肿瘤发生发展的关键病因病机和病理产物。所谓"坚者消之，客者除之""结者散之，留者攻之"，王昌俊教授在胃癌治疗中善用虫类药物。他认为虫类药物攻逐走窜，能直达病所，引经入络，达破积消癥、活血化瘀、宣风泄热、搜风剔络、消癥散结、生肌收敛、行气和血、补益固本的功效。特别是中药现代化研究证实，虫类药物能有效抑制胃癌细胞的增殖。王昌俊教授还指出，在"以毒攻毒"的过程中，使用含有一定毒性的虫类药物攻逐癌毒、瘀毒时，剂量不要过大，以免破积活血过度，加重血瘀，耗损正气，得不偿失。

5. 重视化痰散结理气　痰浊阻胃可产生癌毒，癌毒伤胃，复生痰浊，两者相互胶结，密不可分，导致胃部积聚，发为肿瘤，脾胃气机受阻，患者常易出现胃气上逆、食管梗阻感，胃纳差。王昌俊教授常常选用生半夏、制南星、山慈菇、茯苓、预知子、陈皮之品，既有化痰理气的功效，又可达到消肿散结的目的。

四、医案举隅

案一　患者甘某，男，32岁。初诊日期：2019年11月7日。

现病史：2018年3月行胃低分化腺瘤部分切除术。术后病理：印戒细胞癌（PT3N2）。行folfox方案化疗10个周期。2019年10月十二指肠盲端及腹腔异常密度灶，肝内胆管扩张植入PTCD管及胆道支架。2019年11月1日开始用信地利单抗＋奈达铂＋替吉奥化疗。就诊时症见上腹部术口隐痛，可触及结节，食欲较前减退，大便黑褐色，小便颜色稍黄。脉沉细弱，舌淡尖红，苔腻。

诊断：胃癌。

辨证：正气亏虚，脾胃湿热，通降失司。

治法：补益正气，清热燥湿，和胃通腑。

处方：黄芪30g，海螵蛸30g，砂仁10g，代赭石15g，黄连3g，紫苏梗 10g, 炒白术 15g, 茯苓 30g, 甘草 5g, 莪术 10g, 僵蚕 10g, 鸡内金 15g, 茵陈 10g。7 剂, 水煎服, 日 1 剂, 分早晚 2 次服用。

二诊: 大便由黑褐色转正常, 胃纳有所改善, 小便同前。脉沉细弱涩, 舌尖红, 苔尖剥中厚腻。上方加郁金 10g, 姜黄 10g。14 剂, 水煎服, 日 1 剂, 分早晚 2 次服用。

三诊: 患者行第 2 次化疗后, 诉头晕, 胃口差, 大便量少质软。脉沉细弱涩, 舌尖红, 苔尖剥中厚腻。上方去紫苏梗 10g, 郁金 10g, 姜黄 10g, 加紫苏叶 5g, 阿胶 (烊化) 9g。14 剂, 水煎服, 日 1 剂, 分早晚 2 次服用。

四诊: 患者已行第 4 次化疗后, 诉头晕, 胃口差, 大便正常。脉缓, 舌淡尖红, 苔白滑。上方去阿胶 (烊化) 9g, 加姜半夏 15g, 蜈蚣 3g。14 剂, 水煎服, 日 1 剂, 分早晚 2 次服用。

五诊: 患者诉肠鸣, 头晕, 胃口差, 四肢末端欠温, 大便正常, 脉细缓, 舌淡尖红, 苔白滑。上方加桂枝 5g, 吴茱萸 5g, 附子 5g。14 剂, 水煎服, 日 1 剂, 分早晚 2 次服用。

六诊: 患者末次化疗术后, 头晕、胃纳较前好转, 四肢末端欠温较前好转, 诉近来咽中有痰, 大便偏稀, 脉细缓, 舌胖尖红, 苔白滑, 上方改茯苓 60g, 加柿蒂 10g, 枇杷叶 15g。14 剂, 水煎服, 日 1 剂, 分早晚 2 次服用。

后患者坚持门诊治疗, 根据不同时期, 辨证论治, 扶助正气。患者胃口好转, 正常精神好转, 大便基本正常, 生存质量可。

按语: 该患者为胃癌低分化腺癌、印戒细胞癌, 分期为 PT3N2。此种类型胃癌好发于年轻人, 恶性程度高, 预后差。该患者就诊时已经开始使用信地利单抗＋奈达铂＋替吉奥化疗, 正气已虚，故扶正为主，佐以祛邪。首诊方中用黄芪、炒白术、茯苓、甘草健脾益气扶正，砂仁祛湿和胃，海螵蛸制酸止痛，代赭石、紫苏梗、鸡内金降气行气，莪术、僵蚕化瘀通络，茵陈以入肝、胆经，清热利湿。其中鸡内金善消中焦积证，对通降胃气具有很好的疗效，方中少量黄连取其交通心肾，引火归原的功效。二诊患者大便好转，但小便仍偏黄，脉沉细弱涩，舌尖红，苔尖剥中厚腻。此为正气本虚，气滞血瘀而生湿热，结合病史，故而加用郁金、姜黄破血行气，痛经止痛，利胆祛湿。三诊患者第2次化疗后，头晕，胃口差，大便量少质软，表明患者因化疗正气进一步虚弱，去紫苏梗、郁金、姜黄破气行气之品，加紫苏叶行气燥湿，阿胶补气养阴，助气血生化。四诊第4次化疗后，患者脉象转缓，舌象转淡，舌尖红、苔白滑，为脾胃气虚，运化无力，痰瘀互阻。遂去阿胶，加姜半夏、蜈蚣燥湿化痰散结、通络止痛散结。五诊时，四诊合参，患者脾阳已经受损，表现为四肢欠温，肠鸣，故加用桂枝、吴茱萸、附子温阳通气。六诊时，患者症状基本好转，有痰湿加重的症状，遂加大茯苓用量以健脾利水渗湿，加用枇杷叶止咳化痰、柿蒂降气。纵观全方，体现王昌俊教授用药轻便、灵活的特点，减轻了化疗带来的不良反应，为胃癌化疗中用药提供了思路。该患者在化疗过程中证型的转变很好地体现了胃癌化疗前后正邪、阴阳消长过程，为临床治疗指明了方向。

案二 患者吴某，女，53岁。初诊日期：2018年10月17日。

现病史：患者于外院诊断为胃腺癌（PT4N3A），并行手术治疗。就诊时症见口干，头晕，有黄痰。走路乏力，睡眠差，梦多。食欲不振，左下腹部胀满，大便 3 次／天。脉沉细弱，舌胖红，少苔，面色萎黄。

诊断：胃腺癌。

辨证：气阴两虚，津亏热结。

治法：补气养阴，生津润燥。

处方：甘草 10g，当归 10g，蜈蚣 3g，党参 15g，砂仁 10g，茯苓 30g，桂枝 5g，白芍 15g，山楂 10g，乌梅 10g，炒白术 30g，枸杞子 30g，莪术 15g，代赭石 15g，黄芪 30g，北沙参 60g，白花蛇舌草 30g，柿蒂 10g。14 剂，水煎服，日 1 剂，分早晚 2 次服用。

二诊：患者口干、头晕、咳黄痰稍缓解，睡眠好转。胃纳同前，左下腹部胀满，小便量少症状消失，大便次数减少，日行 1～2 次。证型及治则同前，去柿蒂 10g，加紫苏叶 5g，陈皮 5g。14 剂，水煎服，日 1 剂，分早晚 2 次服用。

三诊：患者口干、咳黄痰较前好转，睡眠可，患者诉胃反酸、腹胀，大便同前，舌脉象同前。前方去桂枝、白芍，加预知子 15g，生半夏 10g。14 剂，水煎服，日 1 剂，分早晚 2 次服用。

患者长期坚持门诊治疗，处方随证加减，已 6 年余。患者基本病情稳定，一般情况可，未出现复发转移。

按语： 此例为胃癌术后化疗后患者，初诊时辨为气阴两虚，津亏热结，治法为补气养阴，生津润燥，以党参、黄芪、炒白术、茯苓、甘草、当归、砂仁健脾益气，燥湿和胃，固护脾胃；乌梅、北沙参、枸杞子补气养阴、生津润燥；柿蒂、代赭石通降止逆；蜈蚣、莪术化瘀散结；白花蛇舌草清热解毒散结；桂枝、白芍调和营卫；方中使用山楂既入胃经行气散瘀，又对心经有保护作用，达到安神助眠的目的。二诊时患者阴虚症状有所改善，但仍有左下腹胀满，故去柿蒂，加用紫苏叶、陈皮理气化痰。三诊时，睡眠可，诸症明显缓解，唯腹胀难消，缘于痰瘀血互结，继续化痰散结之法，加用预知子、生半夏，后患者症状逐渐缓解。此方乃王昌俊教授治疗胃癌术后气阴两虚患者的常用方，面面俱到，兼具补气养阴、行气化痰、消瘀攻毒、调畅气机的功效，攻邪与扶正并举，展现了中医药在癌症治疗中的优势。

第十一节　结肠癌

一、病因病机

肠癌是常见高发的消化系统恶性肿瘤之一，随着人民生活水平提高，发病率逐年升高。肠癌多属"脏毒""肠积"等范畴。《灵枢·五变》指出："人之善病肠中积聚者……积聚乃伤。脾胃之间，寒温不次，邪气稍至，蓄积留止，大聚乃起。"《外科正宗》云："夫脏毒者，醇酒厚味，勤劳辛苦，蕴毒流注肛门，结成肿块。"

近现代医家对肠癌的病因病机各有阐发。裴正学教授认为肺与大肠相表里，风寒之邪入肺，寒气客于肠间而致气滞血瘀，最后发展为肠癌。郁仁存教授指出，正气亏虚，阴阳失调是肠癌形成的主要决定性因素，邪气留滞，相互蕴结而化为癌毒是肠癌发生的关键。李建生教授认为，肠癌的主要病机为本虚标实，脾虚为本，湿毒与瘀阻为标，因虚致实，而邪实又可导致正虚，二者互为因果。

刘嘉湘教授则认为脾失健运，不能运化水湿，湿毒郁而化热，气血失和，湿热邪毒内结而成肠癌。

王昌俊教授在总结前人经验的基础上提出，肠癌主要为饮食不节、情志失调所致。饮食不节，过食肥甘厚味或生冷之物，伤及脾胃，运化失司，酿湿生热，湿热蕴毒下迫大肠，故而毒聚成痈；或因忧思郁怒，情志失调，胃肠失和，气机不畅，气滞血瘀，则成积块。在病机上，概而言之，肠癌以正虚为本，以湿、热、瘀、毒为标。

二、辨证论治

目前大多医家根据自己的经验对肠癌进行辨证施治。如施志明教授将大肠癌分为湿热蕴结、瘀毒内阻、脾虚气滞、脾肾阳虚等型进行论治。而张俊仲教授等对结直肠癌的证候进行分类总结，发现肠癌的主要证型为脾气虚、湿热内蕴与血瘀等。

王昌俊教授根据临床实践，将肠癌的中医辨证治疗分为实证和虚证两大类，实证主要包括湿热蕴毒型、气滞血瘀型，虚证主要包括气血虚弱型、脾肾亏虚型。术前、化疗前以实证为主，术后、化疗后以虚证为主。

1. 湿热蕴毒证

症状：腹痛腹胀，大便黏滞，里急后重，便血，肛门灼热，口干口苦，或伴发热，脘腹胀闷，小便短赤。舌苔白厚或黄腻，脉滑数。

治法：清肠化湿，解毒散结。

方药：薏苡仁、槐花、地榆、败酱草、白花蛇舌草、厚朴、黄连等。

2. 气滞血瘀证

症状：下腹刺痛，痛有定处，或可扪及包块，便下黏液脓血，纳呆短气，日渐消瘦，口干喜饮。舌质暗晦或有瘀斑，舌苔黄，脉弦数。

治法：行气活血，化瘀消瘤。

方药：槐花、地榆、败酱草、白花蛇舌草、七叶一枝花、赤芍、莪术等。

3. 气血虚弱证

症状：面色苍白，头晕心悸，气短乏力，腹痛隐隐，大便溏薄或便秘。舌质淡、苔薄，脉细。

治法：健脾补气养血。

方药：黄芪、党参、白术、茯苓、枸杞、当归、薏苡仁等。

4. 脾肾亏虚证

症状：腹部冷痛下坠，喜温喜按，腰酸膝软，大便频数，面色苍白，倦怠乏力。舌质暗晦、淡胖或有齿印，舌苔薄白，脉沉细。

治法：健脾益气，固肾填精。

方药：党参、茯苓、白术、巴戟天、杜仲、菟丝子、补骨脂等。

三、辨治要点

1. 辨病与辨证相结合 王昌俊教授认为，肠癌的中医治疗应充分考虑现代医学诊治结果，如病理诊断、手术术式等，做到辨病与辨证相结合。如管状腺癌应多考虑行气，黏液腺癌应多考虑化湿，如出现淋巴结转移应考虑散结等。

2. "六腑以通为用",强调通法的运用 王昌俊教授指出,大肠为六腑之一,根据"六腑以通为用""泻而不藏"的生理特点,其功能以受纳腐熟水谷,传化饮食和水液,排泄糟粕为主。六腑须保持畅通,才有利于饮食的及时下传、糟粕的按时排泄及水液的正常运行。肠道恶性肿瘤多以"气滞""湿热""瘀毒"为患,腑道的通畅受阻,气血、水气运行受碍,故而临床治疗上要注意"通"法的运用。其核心包括保持大便畅通及气机通畅。

3. 治中焦如衡(非平不安) 王昌俊教授认为,肠腑和中焦脾胃都属于运化水谷及其代谢产物的脏腑,中医治疗其病变应注意"治中焦如衡(非平不安)"。即所谓:①药性要平和、轻灵,一般无须大补大泻、过于苦寒燥热。②攻邪扶正,不可偏废,去邪气之盛而复正气之衰,使归于平。③调理气机,升脾降胃,不可偏治一边。

4. 注重化瘀散结 王昌俊教授发现,肠癌与血瘀密切相关,不管是气虚气滞、湿热蕴结还是痰凝阻滞,发展的最后阶段均是"瘀"。肠癌的许多临床表现如肿块、便血、疼痛都与血瘀有关。《医林改错》指出,肚腹结块,必有形之血凝聚。《灵枢·百病始生》中说:"凝血蕴里而不散,津液涩渗,著而不去,而积皆成矣。"特别是近年来西医治疗结肠癌的指南中也指出(抗凝的)阿司匹林可预防结直肠癌,亦可作为肠癌与血瘀密切相关的佐证。肠癌的治疗必须重视化瘀散结。药物多选用蜈蚣、全蝎、僵蚕等虫类药剔络化瘀散结。

5. 重视化湿理气 肠癌直接影响脾胃功能,阻碍气机运行,导致痰湿内阻，与瘀毒胶结。肠癌患者一般长期体质偏湿。王昌俊教授重视化湿理气、健脾补肾，综合运用化湿、利湿、渗湿、除湿等治湿法。其特别强调，在治疗顽固性湿证时，注意辛能燥湿，即李时珍云"辛热浮散"以祛寒燥湿，可选用半夏、草豆蔻、草果等药物。同时风者亦能燥湿，即所谓"风胜燥"，可重用风药，如苏叶、防风、荆芥、白芷等。

四、医案举隅

案一　患者叶某，男，54岁。初诊日期：2017年4月13日。

现病史：患者于2016年5月因"腹痛、解黑便1周余"在外院住院治疗，外院行肠镜检查提示结肠癌，随后行手术治疗，术后病理示结肠中分化腺癌，并多发淋巴结转移。术后口服卡培他滨片6个疗程。2017年3月发现双肺转移，现要求中医药治疗。就诊时症见：疲倦，乏力，偶咳嗽，痰白量少，大便3日一行，便溏，小便调，胃纳差，睡眠一般，舌质淡暗有瘀斑，苔白厚腻，脉细涩。

诊断：结肠癌。

辨证：脾气亏虚，痰瘀互结。

治法：健脾利湿，化痰散结。

处方：生半夏10g，赤芍15g，土鳖虫5g，蜈蚣2条，甘草5g，厚朴15g，预知子15g，白术30g，党参15g，莪术15g，豆蔻5g，茯苓15g，郁金15g，僵蚕10g，紫苏叶10g，薏苡仁30g。7剂，水煎服，日1剂，分早晚2次服用。

二诊：大便成形，胃纳睡眠有所改善，偶有咳嗽，痰白而少，无咽痒咽痛，舌淡暗有瘀斑，苔白，脉细涩。上方去紫苏叶、豆

蔻、党参，加黄芪 30g，砂仁 5g。14 剂，水煎服，日 1 剂，分早晚
2 次服用。

三诊：精神体力好转，咳嗽咳痰较前减少，皮肤瘙痒，胃纳睡
眠可，二便调，舌暗红有瘀斑，苔黄稍腻，脉细涩。上方去谷芽、
豆蔻、合欢皮、砂仁，加茵陈 15g，连翘 15g，牡丹皮 15g。14 剂，
水煎服，日 1 剂，分早晚 2 次服用。

后患者坚持门诊治疗，以健脾利湿、化痰散结为法随证加减。
复查胸部 CT 提示：结肠癌术后双肺转移，肺部病灶较前无明显变
化。肠镜显示：结肠癌术后吻合口炎。

按语：该患者为肠癌术后双肺转移患者，疾病属晚期。考虑脾
为生痰之源，肺为储痰之器，脾气亏虚，痰湿内生，痰瘀毒胶结而
成本病，辨证属脾气亏虚，痰瘀互结。首诊方中用四君子汤健脾益
气扶正，生半夏、薏苡仁、豆蔻、砂仁等化痰祛湿散结，莪术、土
鳖虫、蜈蚣、僵蚕、赤芍等化痰通络，特别是重用白术与厚朴通
腑，重用虫类药化痰散结。二诊患者痰瘀之邪大减，症状改善，遂
重用黄芪以扶正。三诊患者症状进一步改善，遂加茵陈清热利湿，
连翘、牡丹皮祛风活血。整个治疗过程体现了王昌俊教授"六腑以
通为用""注重攻邪以安正"的用药特点。患者经中医药辨证治疗
后临床症状改善，肿瘤得以控制，收到了良好的效果。

案二　患者黄某，女，52 岁。初诊日期：2016 年 9 月 17 日。

现病史：患者 2014 年 3 月在外院体检时，发现结肠癌，并行手
术治疗，术后病理：中分化腺癌，浸润肌层。术后口服卡培他滨片
化疗 6 个疗程，近一周出现解黄色水样便，大便日行 4～5 次，伴

右肋及下腹部隐痛。腹部 B 超提示：肝内多发占位，考虑转移瘤。就诊时症见：疲倦乏力，大便日行 4～5 次，时有右肋及下腹部隐痛，纳差，腰酸痛。舌质淡红，苔白，脉沉细。

诊断：结肠癌。

辨证：脾肾亏虚，瘀毒蕴结。

治法：健脾益肾，化瘀散结。

处方：黄芪 30g，土鳖虫 5g，莪术 15g，蜈蚣 2 条，党参 15g，白术 15g，山药 20g，白花蛇舌草 30g，菟丝子 15g，杜仲 10g，紫苏梗 10g，砂仁 10g，法半夏 15g，八月札 10g。7 剂，水煎服，日 1 剂，分早晚 2 次服用。

二诊：疲倦乏力，大便好转，日行 3 次，大便成形，纳可，右肋痛减轻，寐差，多梦，腰酸痛，小便可。舌质淡红，苔白，脉沉细。辨证及治则同前，守原方加当归 10g，酸枣仁 15g。14 剂，水煎服，日 1 剂，分早晚 2 次服用。

三诊：疲倦乏力，四肢欠温，纳可，眠一般，早醒，二便调。舌质淡红，苔薄白，脉沉细。辨证及治则同前，首诊方加桂枝 10g，附子 10g。14 剂，水煎服，日 1 剂，分早晚 2 次服用。

四诊：精神好转，四肢温暖，纳眠可，诸症基本消失，此后坚持门诊治疗，多次复查肠镜正常，肝内肿物无明显增大，生活如常人。

按语：此例为结肠癌术后化疗后患者，初诊时辨为脾肾亏虚，瘀毒蕴结证，治以健脾益肾、化瘀散结为法，以党参、黄芪、山药健脾益气，杜仲、菟丝子补肾，土鳖虫、蜈蚣、莪术化瘀散结，白花蛇舌草清热解毒散结；二诊时患者症状有所改善，但寐差，多梦，考虑气血亏虚，心神失养，加当归、酸枣仁养血安神；三诊时，患者二便已调，诸症基本消失，唯疲倦乏力，四肢欠温，故在此基础方加桂枝、附子温通阳气。患者术后化疗，脾肾气血已虚，瘀毒互结，根据辨证，治以扶正抗癌，收到了满意效果。

第十二节　前列腺癌

一、病因病机

前列腺癌是男性泌尿生殖系统最常见的恶性肿瘤，随着年龄的增长其发病率逐渐升高，其发病与雄激素关系密切。肿瘤的发展和预后取决于癌细胞分化及雄激素的依赖程度。前列腺癌属于中医"癃闭""癥瘕""积聚""癌病""血淋""血尿"等范畴，病位在前列腺。中医脏腑学说认为"肾藏精，主生殖，开窍于前后二阴"。《灵枢·经脉》言足厥阴肝经"起于大指丛毛之际……循股阴，入毛中，环阴器，抵小腹，夹胃，属肝。"描述了前列腺与肝、脾、肾密切相关，其基本病机为正虚邪盛。《灵枢·百病始生》中提到"壮人无积，虚则有之"，任何疾病的发生都是内外因共同作用的结果。王昌俊教授认为前列腺癌的主要病因为肾气亏虚、痰湿瘀毒聚于下焦，为本虚标实之证。

1. 肾气亏虚　《素问·上古天真论》曰："丈夫八岁肾气实，发长齿更；二八，肾气盛，天癸至，精气溢泻，阴阳和，故能有子……七八，肝气衰，筋不能动；八八，天癸竭，精少，肾脏衰，形体皆极。"揭示了男子的肾气由弱变壮，由盛转衰的生理过程。

《素问·阴阳应象大论》言："年四十，而阴气自半也。"老年人年事已高，下元亏虚，阴气衰退，肾气不足，天癸渐衰，阴阳失衡，正气虚损，使病邪有可乘之机。《景岳全书·杂证谟》亦谓："少年少见此证，而惟中衰耗伤者多有之。"肾为先天之本，因劳倦过度、久病体虚、肾气失养加年老体衰，致年老之人肾气亏虚，元气衰败，脏腑阴阳气血失和，是形成前列腺癌的基础。"肾主骨生髓"，患者年老气血俱伤，肝肾亏虚，肾精不足，髓无以生，则骨无所养，痰湿毒邪易乘虚入骨，痰湿蕴阻骨络，日久未除，而形成骨转移瘤。

2. 痰湿瘀毒、邪郁下焦 《外科启玄》论癌发中说："四十岁以上，血亏气衰，厚味过多所生，十全一二。"说明癌症的发生和饮食有关，恣食肥甘厚味，不易消化，损伤脾胃，导致气血亏损，正气衰败，是癌症发生的基础。脾为生痰之源，嗜食肥甘，损伤脾胃，脾失运化，水湿不化，津液不布，郁久化热，热灼津液，久酿成痰，痰无处不到，痰湿内生，湿为阴邪，易袭下位，痰湿久蕴，阻滞气血，结于下焦，郁积日久而成肿瘤。

二、辨证论治

王昌俊教授根据临床实践，按照临床表现、西医治疗情况及病因病机，将前列腺癌的中医辨证治疗分为肾气亏虚、痰湿内蕴和脾肾亏虚、痰湿下注两大证候。

1. 肾气亏虚、痰湿内蕴证

症状：小便不利，畏寒肢冷，或伴下肢水肿，烦躁不安，形体消瘦，精神萎靡，腰膝酸软，自汗盗汗，气短乏力，胃纳不佳，夜寐欠佳。舌淡暗,苔少或剥,脉细沉取无力。

治法:补肾化痰,利湿活血。

方药:熟地黄、山茱萸、枸杞、太子参、茯苓、苍术、北沙参、泽泻、莪术、郁金、牡丹皮、王不留行、桃仁、赤芍、生半夏、黄芪、白花蛇舌草等。

2. 脾肾亏虚、痰湿下注证

症状:尿流变细或缓慢、尿急、尿频或尿意未尽,或排尿无力,甚至点滴而出,面色无华,气短懒言,神疲乏力,形体偏胖。舌淡,苔白腻边有齿痕,脉滑数,沉取无力。

治法:温补脾肾,利湿化痰。

方药:杜仲、补骨脂、骨碎补、肉苁蓉、巴戟天、菟丝子、黑顺片、茯苓、苍术、莪术、郁金、牡丹皮、王不留行、桃仁、赤芍、生半夏、黄芪、白花蛇舌草等。

三、辨治要点

1. 扶正祛邪,调和阴阳 前列腺癌好发于50岁以上的男性,前列腺癌患者本虚标实,正虚以阴阳失调、脾肾两虚为主,邪实以痰湿瘀毒、邪郁下焦为多见,临床常见虚实夹杂。治疗应该根据患者正、邪、虚、实程度决定扶正祛邪治疗的主、次、轻、重。对于病程早期或未做手术的患者,此时患者正气尚未衰,但其痰湿瘀毒、邪郁下焦标实症状表现较为突出,如尿频、血尿、尿潴留等,应以祛邪为主,扶正为辅。而在手术不久或放化疗期间,正虚为主要矛盾,应以扶正为主,减轻不良反应,恢复脏腑功能。如患者机体功能得到恢复,邪衰而正气恢复,则祛邪扶正兼顾,且攻且补;

如患者经手术、放化疗后脏腑功能逐步衰弱或内分泌治疗失效后，表现为形寒肢冷、骨骼疼痛，是为肾阳衰败、营血不足、寒凝筋骨之征。此时正虚邪衰，应以扶正为主，祛邪为次。

2. 辨西医治疗方案定中医策略　门诊就诊患者中，相当一部分选择中西医结合治疗方案。不同的西医治疗方案，中医的治疗策略应有所不同。如患者行前列腺癌根治性手术后，多见腰背酸痛、小便滑利等肾阴亏虚之证，治疗以补肾阴为主。在内分泌治疗的初期，患者内分泌剧烈变化导致不良反应比较常见，多有五心烦热、口干咽燥、神烦气粗、心悸气短、舌红、苔黄、脉细等阴虚火旺之症，此时治疗当立足于壮水以制阳，治以滋阴清热为主。在内分泌治疗的后期，患者体内雄激素逐渐被抑制，出现畏寒怕冷、精神不振、疲乏倦怠、舌淡而胖、脉象沉细等一系列肾阳虚症状，此时则以补肾温阳为主。

四、医案举隅

患者邓某，男，74 岁。初诊日期：2020 年 9 月 20 日。

现病史：前列腺增生 10 余年。2020 年 9 月穿刺活检示：前列腺腺泡型腺癌。既往糖尿病病史。就诊时症见：精神较差，排尿尚无明显不适，大便难解，胃纳可。脉沉细涩，舌淡有瘀，苔白滑腻。

诊断：前列腺癌。

辨证：肾气亏虚，痰瘀互结。

治法：补肾通络，理气化痰。

处方：熟地黄 30g，荔枝核 20g，芒果核 20g，醋莪术 20g，桃仁 10g, 牡蛎 30g, 醋香附 10g, 乌药 10g, 吴茱萸 5g, 茯苓 30g, 姜半夏 30g, 盐杜仲 15g, 槟榔 10g, 草果 10g, 甘草片 10g。7 剂, 水煎服, 日 1 剂, 分早晚 2 次服用。

二诊: 现内分泌治疗 (醋酸戈舍瑞林缓释植入剂), 患者精神可, 早上小便分叉, 大便难解, 粒状。纳眠可。脉沉细涩, 舌淡有瘀, 苔白滑腻。在原方基础上加牛蒡子 20g, 郁李仁 30g, 加强宣肺通便治疗。

后患者坚持门诊治疗, 以补肾通络、理气化痰为法随证加减, 多次复查均未见复发, 情况稳定, 生活如常人。

按语: 该患者为老年前列腺癌内分泌治疗者。在内分泌治疗的初期, 患者阴虚火旺、阳气亏虚表现尚不是特别明显, 故治疗在补肾通络的基础上予理气化痰治疗。随着内分泌治疗时间的延长, 患者肾阴虚、肾阳虚的症状逐渐表现出来之时则需要滋肾阴、补肾阳兼顾, 达到壮水之主以制阳光、益火之源以消阴翳。患者经中医药辨证治疗后生活质量改善, 收到了良好的效果。

第十三节 膀胱癌

一、病因病机

膀胱癌是泌尿系统最常见的肿瘤。膀胱癌属于中医学"尿血""淋证""癃闭"等范畴。《医学精要》云:"溺血者, 溺下红赤也。"《金匮要略》指出:"淋之为病, 小便如粟状, 小腹弦急, 痛引脐中。"《素问·宣明五气》记载:"膀胱不利为癃。"《素问·标本病传论》记载:"膀胱病,小便闭。"

王昌俊教授认为膀胱癌主要为邪实、正虚所致。邪实主要有外感毒邪、饮食所伤、情志不调。外感毒邪由表入里,阻遏阳气,久则郁而化热,邪热蒸津为痰湿,热壅气滞湿阻,气滞则血瘀乃成,湿热下注膀胱,热邪与湿气瘀阻,癥积乃发。情志不调致肝郁气滞,痰气瘀阻,日久则成积;饮食不节,暴饮暴食,恣食膏粱肥甘辛辣厚味之品,酿湿生热,湿热下注于膀胱,气滞血瘀成积。正虚主要指脾肾亏虚,而以肾虚为根本。素有脾胃不足、先天肾元亏虚或年老久病体弱,以及劳累过度、房事不节等均可导致脾胃亏虚。脾虚则生化乏源,人体正气不足,而肾主一身正气,脾肾亏虚均可导致膀胱气化不利。且脾主运化水湿,又肾主水,脾肾亏虚,水液代谢失常,则痰湿内生,阻络生瘀而发本病。

二、辨证论治

王昌俊教授根据临床实践,将膀胱癌的中医辨证治疗分为邪实之肺热壅盛、膀胱湿热、肝郁气滞、瘀血内阻及正虚之脾胃气虚、肾气不固、肾虚火旺七个证型。

1. 肺热壅盛证

症状:尿血鲜红,小便点滴不畅,灼热短涩,发热,咽干口渴,咳嗽咳痰气促。舌红,苔薄黄,脉数。

治法:清肺利尿,凉血止血。

方药:桑白皮、黄芩、鲜龙葵果、白茅根、小蓟、桔梗、石韦、车前子、茯苓等。

2. 膀胱湿热证

症状：尿血鲜红，或小便黄赤，灼热短涩，或溺时作痛，少腹拘急疼痛，发热心烦，夜寐不安，口干口苦，口舌生疮。舌红，苔黄腻，脉滑数。

治法：清热泻火利湿，凉血止血。

方药：石韦、滑石、生地黄、大黄、小蓟、黄柏、鲜龙葵果等。

3. 肝郁气滞证

症状：尿血鲜红，小便黄赤不畅或小便不通，情志抑郁不畅或心烦易怒，胸胁胀满。苔薄或薄黄，舌红，脉弦。

治法：疏肝理气解郁，凉血止血。

方药：郁金、合欢皮、白芍、槟榔、乌药、枳壳、炒麦芽、半夏、茯苓、夏枯草等。

4. 瘀血内阻证

症状：尿血夹块色暗，小便点滴而下或尿细如线，溺时痛甚，甚则小便阻塞，完全不通，小腹胀满疼痛。舌紫暗或有瘀点，脉涩。

治法：化瘀散结，活血止血。

方药：牡丹皮、莪术、黄芪、赤芍、桃仁、白术、大黄、三七粉等。

5. 脾胃气虚证

症状：尿血色淡，经久不愈，或小便不畅，小腹坠胀，神疲乏力，气短声低，食欲不振，面色少华。舌淡，苔薄，脉细弱。

治法：健脾益气，养血止血。

方药：黄芪、北沙参、太子参、茯苓、白术、薏苡仁、姜半夏、砂仁、炒麦芽等。

6. 肾气不固证

症状：尿血色淡红，经久不愈，小便不畅或淋沥不尽，头晕耳鸣，腰膝酸软无力。舌质淡，脉沉弱。

治法：补肾益气，固摄止血。

方药：杜仲、巴戟天、牛膝、肉苁蓉、黑顺片、鹿角霜、五味子、泽泻、车前子等。

7. 肾虚火旺证

症状：尿血鲜红，小便短赤不畅，腰膝酸软，头晕耳鸣，乏力盗汗，五心烦热，颧红口干。舌红少苔，脉细数。

治法：滋阴降火，凉血止血。

方药：知母、黄柏、地骨皮、枸杞子、玄参、北沙参、麦冬、牡丹皮等。

三、辨治要点

1. 分阶段治疗　王昌俊教授根据膀胱癌术后的西医治疗过程，相应地提出分阶段治疗原则。

（1）手术后恢复期：由于手术损伤人体正气，患者身体虚弱，故在使用药物时，健脾益肾、补气养血扶正力度宜大，辅以清热解毒、化痰散结祛邪。

（2）化疗药物灌注期：灌注药物及其产生的病理产物蕴结于下焦，使膀胱气化失司而致，可出现小便排出不畅、滴沥、涩痛，甚至因药物损伤膀胱黏膜壁和尿道上皮而出现血尿等症状。在此阶段，王昌俊教授常加用清热通淋之中药，如车前草、滑石、淡竹叶、车前子、蒲公英等，不仅可以缓解患者排尿不畅，还可以加速化疗药物的排泄，减少其在体内的残留时间，从而降低肾毒性。

（3）化疗药物灌注间歇期：灌注治疗结束后，人体处于一个相对疲乏的状态，在此阶段，需要尽快缓解或消除前一次化疗产生的不良反应，改善尿频、尿急、血尿等不适之症，使机体尽快恢复平衡状态。由于此阶段没有化疗药物的作用，可在不伤正的前提下，适当加大清热解毒抗癌药物的药量。机体虚弱或免疫功能低下者，可加酌量平补之药，以增强抵抗力。

2. 权衡祛邪与扶正 《医宗必读》言："积之成也，正气不足，而后邪气踞之。"表明肿瘤的形成与邪气的聚集有重要关系。王昌俊教授认为肿瘤患者本质都是气血不足，不能抵御外邪侵犯，在治疗中需重视祛除邪气，根据患者具体情况把握祛邪与扶正的力度，处方用药要因人制宜。如对于年老体衰患者，健脾益肾、补气养血扶正力度宜大；对于年轻体壮患者，则清热利湿、清热解毒、化痰散结、活血化瘀祛邪力度宜大。

3. 重视后天脾胃功能 脾胃为后天之本，气血生化之源。王昌俊教授在治疗膀胱癌过程中遵循"有胃气则生，无胃气则死"的思想，在临证中多用黄芪、茯苓、白术、薏苡仁、炒麦芽、太子参、党参、北沙参、砂仁等健脾益气养阴。

4. 重视气机条畅 《景岳全书》云："气之为用，无所不至，一有不调，则无所不病……而凡病之为虚为实，为寒为热，变态莫可名状。"王昌俊教授认为，调畅气机在治疗膀胱癌过程中处于非常重要的地位。膀胱癌患者多因病而思虑过多，忧思过度，影响肝之疏泄，肝脏气机不调，多数患者术后有失眠、焦虑、抑郁等表现。脾胃为气机升降之枢纽，用药时常用理气健脾、疏肝安神的药物，如用郁金、枳壳等疏肝解郁，并加入龙骨等重镇安神，酸枣仁、柏子仁养心安神，芍药、五味子柔肝敛阴，加入少量薄荷、防风以醒脾散滞、疏肝解郁、升阳除湿。

5. **重视温阳化气**　膀胱癌水湿不化、瘀毒蕴结的关键病机在于"膀胱气化不利"。《素问·灵兰秘典论》云："膀胱者，州都之官，津液藏焉，气化则能出矣。"温阳化气，气化行则津四布，可令水湿遁去，三焦水道畅通无阻，诸证顿消。故王昌俊教授在治疗中尤其重视温阳化气，喜用桂枝，取其通阳、利水、行瘀之功。

四、医案举隅

患者陈某，女，75 岁。初诊日期：2019 年 12 月 20 日。

现病史：2019 年 12 月因膀胱后壁恶性肿瘤行膀胱癌电切手术，现已经灌注化疗 6 次。有早搏、卵巢囊肿切除史。自诉彻夜难眠，夜尿频多，大便调，心悸，自觉心下寒。舌暗瘀，苔白腻，脉滑。

诊断：膀胱癌。

辨证：脾肾亏虚，湿热互结。

治法：健脾温阳，清热祛湿。

处方：太子参 30g，党参 20g，黄芪 30g，白茅根 30g，薏苡仁 30g，芒果核 10g，茯苓 30g，海螵蛸 10g，滑石 10g，桂枝 10g，厚朴 10g，砂仁（后下）10g，紫苏叶 10g，陈皮 5g，甘草 10g。14 剂，水煎服，日 1 剂，分早晚 2 次服用。

二诊：现已经灌注化疗 12 次，失眠改善，夜尿仍频，但较前减少，大便日行 1～2 次，成形，时心悸，时觉心下寒。舌暗瘀，苔白腻稍厚，脉滑。上方加土茯苓 50g，黑顺片 10g。继服 14 剂，水煎服，日 1 剂，分早晚 2 次服用。

后患者坚持门诊治疗，以健脾温阳、清热祛湿为法随证加减，多次复查膀胱镜均未见复发，情况稳定，生活如常人。

按语： 该患者为膀胱癌电切术后并行灌注化疗，治疗中既注意下焦湿热，又顾护脾胃功能，又重视温阳化气。首诊以白茅根、薏苡仁、滑石等清热解毒、利尿通淋，并予太子参、党参、黄芪、茯苓等健脾益气，并予桂枝温阳化气。经治疗后，患者二诊症状较前减轻，遂在加用清热利湿用药的基础上，加用黑顺片以求温阳化气。患者经中医药辨证治疗后临床症状改善，肿瘤得以控制，收到了良好的效果。

第十四节　卵巢癌

一、病因病机

卵巢癌是妇科常见的恶性肿瘤之一。多属中医学中"肠覃""癥积"等范畴。古代中医文献中有类似卵巢恶性肿瘤的记载，如《灵枢·水肿》云："肠覃何如？歧伯曰：寒气客于肠外，与卫气相搏，气不得荣，固有所系，癖而内著，恶气乃起，息肉乃生。其始生也，大如鸡卵，稍以益大，至其成，如怀子之状。久者离岁，按之则坚，推之则移，月事以时下，此其候也。"《诸病源候论·癥病诸候》云："癥者，由寒温失节，致腑脏之气虚弱，而食饮不消，聚结在内，渐染生长。块盘牢不移动者，是癥也，言其形状，可征验也。若积引岁月，人即柴瘦，腹转大，诊其脉弦而伏，其癥不转动者，必死。"现代研究认为，本病多因正气先虚，脏腑之气弱，外邪乘虚而入；或饮食不节，损伤脾胃，内生痰湿；或湿郁化热，湿热蕴结；或情志失调，肝气郁结，气滞血瘀，久则渐成癌症。

"肾－天癸－冲任"轴是妇科疾病发病的关键。王昌俊教授认为，妇科肿瘤为器质性病变，其病因病机和发病机制较其他妇科疾病复杂，除了重视调理肾脏、冲任的功能之外，还着重强调肝脏在本病发病的作用。王教授认为卵巢癌为本虚标实，本虚当责之肝肾不足、冲任失调，标实则以痰、湿、瘀为主。冲任二脉皆起于胞宫，故冲任失调与妇科肿瘤的发病息息相关。冲任二脉的功能是以脏腑为基础，其中尤与肝肾二脏关系紧密。冲为血海，肝主血，肝气疏泄条达，则冲脉气血充盈通畅，五脏六腑得以滋养；任脉为阴脉之海，主一身之阴，肾藏精，在肾气主导下，任脉将肾藏的阴精输注至五脏六腑，以维持其功能。另外，王昌俊教授重视气机通畅在肿瘤疾病发生发展中的作用，《素问·气交变大论》所云："善言气者，必彰于物。"《金匮钩玄·附录》言："周流一身，循环无端，出入升降，继而有常。"癌结既成，乃痰、湿、瘀三者互结、不断恶化的最终产物，痰、湿、瘀的产生皆与气机紊乱相关，为脾、肝、肾脏器功能失调、气机运转不利所致。

二、辨证论治

王昌俊教授提倡中西医结合治疗，主张中医辨证论治需结合患者接受现代医学治疗阶段，因时、因人，灵活运用治法，才能发挥中医药的作用。卵巢癌的治疗早中期以手术、化疗、靶向治疗为主，辅以靶向药物维持，中晚期以化疗、靶向治疗和姑息治疗为主，中医药全程参与卵巢癌的治疗，在治疗的不同阶段，灵活化裁，解毒增效。

1. 健脾补肾、扶正固本 正气亏虚，是肿瘤发生发展的根本。从卵巢癌的发病到病情的发展，以及治疗过程中接受手术、化疗等治疗，正气亏虚贯穿其中。肾为先天之本，脾为后天之本，固护正气，培本固元，首要在于调理脾肾，尤其是在术后、化疗后更应该重视健脾补肾。王教授认为术后患者正气亏虚、气血不足，调理重点在健脾运脾，"无形之气当急固"，脾胃有力，中州得健，气血充盈，滋养全身，有助于术后恢复。另外，辅以数味血肉有情之品以补肾填精，达补先天滋后天的功效。临证处方上，王教授常在六君子汤的基础上加减，配以大剂量黄芪、红参等以健脾补气，佐以砂仁、紫苏梗、厚朴、枳壳、代赭石等行气降浊药物助脾胃运转。补肾用药则精而专，多以杜仲、鹿角霜、阿胶等寥寥数味，既达补益肾精之效，又无滋腻碍脾之虞。而化疗所致损伤于临床上多见面色㿠白、乏力、恶心、呕吐、纳差，重则出现化疗后骨髓抑制，化疗药乃中医所讲之"药毒"，其性寒凉，直中脾胃，甚至损伤肾阳，故可见一派脾虚之象，严重者损及肾脏，出现化疗后骨髓抑制。王教授认为，肾藏精主骨，骨藏髓，精生髓，髓化血，肾－精－骨－髓－血组成一个完整的系统。化疗后的治疗重点，轻症在调理脾胃，重症在补肾温阳。对于重症者，王教授认为补肾的重点应该填肾精以滋先天，佐以少量温阳药物以鼓舞阳气、助阳化气，处方上常常选用补骨脂、女贞子、黄精、枸杞子、杜仲、鹿角胶等补肾填精、精血相生，再以小剂量桂枝、附子等，取桂枝通阳化气、附子少火生气之意，以温肾阳、益精血。王教授认为补肾需徐徐图之，慎用大剂量温阳药物如乌、附之类，因壮火食气，大温大补反而贻误病情。

2. **补肝肾、调冲任**　《灵枢·五音五味》指出："冲任二脉皆起于胞中，上循脊里，为经络之海。"女子以肝为先天，肝藏血，主疏泄，体阴而用阳；女子以血为本，经、带、胎、产等生理过程皆需要血液濡养，冲任二脉与肝肾关系密切，因而有"八脉隶于肝肾"的说法，而肝肾内损，延及冲任奇脉。以肝肾－冲任－血液为轴，构成女子的生理特点系统，当此轴异常，病变亦随机而生。因此，卵巢癌的治疗，应追根溯源，从补肝肾、调冲任入手。王教授治疗卵巢癌的调肝之法可分为疏肝、柔肝、温肝、养肝等。温肝之法多用于化疗后患者反复恶心呕吐，为肝寒犯胃、胃气上逆，处方以吴茱萸汤加减；柔肝之法多用于术后肠道粘连，或腹腔转移不全肠梗阻的患者，即表现为"腹中不和而痛者"，以芍药甘草汤加减；养肝以四物汤为基础，辅以鸡血藤、莪术等活血通络药物以助血行，酌加桂枝、细辛等药物以温经活血。肝性疏泄喜条达，肝气不舒则影响全身气机的通畅，临证上，王教授常用柴胡、郁金、预知子、荔枝核、芒果核等，尤喜郁金、预知子两味药物，乃疏肝必备之良药。"见肝之病，知肝传脾"，肝郁不舒，脾土易受累，疏肝之时还应酌加参、术、苓、草等健脾药物以防肝木侮土。患者证型变化多样，调肝之舒、柔、温、养等法在临证时亦需要灵活变通，或单用或联合，融会贯通，才能取得满意的疗效。王教授认为调冲任当从滋养肝肾之阴入手，益精养血、精旺血行则经络通畅、冲任得调。故处方上常用女贞子、枸杞子、熟地黄、桑葚、山茱萸、当归、杜仲、桑寄生等来滋补肝肾。而对于命门火衰、肾阳亏虚无以温煦化精者，常以小剂量附、桂等鼓舞阳气，"阳中求阴，则阴得阳升而泉源不竭"。

3. 行气化痰、散结祛瘀以治标 王昌俊教授认为，卵巢癌癌毒既成，攻邪之法必不可少，然需明辨病势，因势利导。卵巢癌在标准的手术、化疗后，部分无法根治的患者进入维持治疗阶段，此阶段多以靶向药物维持，该期癌毒残存，正气亏虚，中医药可发挥其长处。王教授认为卵巢癌之标在于痰、湿、瘀，采用辨证＋辨病＋对症治疗的模式，治疗上可大胆攻邪。治法以化痰散结、活血化瘀为主，王教授喜以浙贝母、生半夏、荔枝核、僵蚕、陈皮、连翘等化痰散结。王教授认为生半夏乃化痰抗癌之良药，其性凛冽，化痰之力专，且经煎煮后毒性减弱，抗癌之性未减，故常用于邪盛之时。化瘀通络则选桃仁、赤芍、牡丹皮、莪术、姜黄，辅以蜈蚣、全蝎、土鳖虫等以搜剔祛瘀通络。王教授在辨证基础上，根据个人临床体会，会酌加白花蛇舌草、半枝莲、龙葵果、红豆杉等药物以加强抗癌功效。疾病后期，多以腹水、肠梗阻为卵巢癌共同并发症，这与其易出现腹腔转移相关。王教授重视调理气机通畅，多以枳壳、厚朴、大黄、代赭石等药物降浊气、通腑气，使浊阴得降、清阳得升、气机运转得利。

随着现代医疗技术的发展，恶性肿瘤的治疗朝着慢性病管理的方向发展，尤其是对于治疗相对敏感的癌肿。但卵巢癌的五年生存率仍然偏低，与其发病隐匿、进展迅速、有效药物少等因素有关。而中医药在卵巢癌的治疗中大有可为。王昌俊教授辨治卵巢癌，强调辨病程、因时制宜，辨病势、因势利导，结合西医治疗手段和邪正盛衰情况，精确辨证、灵活用药。王教授辨证论治卵巢癌的学术经验，值得同道学习。

三、医案举隅

患者刘某，女，58岁。初诊日期：2020年6月18日。

现病史：患者2019年10月因阴道异常流血检查发现卵巢恶性肿瘤，后于我院行手术治疗，术后行6次化疗，2020年6月发现CA125等肿瘤指标升高，再行一次化疗，后出现肝功能损害，改为靶向治疗。就诊时症见：汗出明显，进食及稍微活动则大汗，睡眠欠佳，易醒，醒后难入睡，有梦，胃纳稍欠佳，晨起觉反胃、易恶心，疲乏。每日下午腹部不适，午餐后腹胀，口淡。大便偏稀。舌淡，苔白滑，脉沉细弱。血常规（2020年8月20日）：血小板64×10^9/L，WBC3.65×10^9/L。

诊断：卵巢癌，化疗后骨髓抑制。

辨证：脾肾阳虚。

处方：黄芪60g，红参10g，阿胶（烊化）9g，代赭石15g，茯苓30g，鹿角霜15g，三七粉（冲）6g，连翘10g，柿蒂10g，枳壳10g，姜厚朴10g，砂仁10g。21剂，日1剂，水煎服，分早晚2次服用。

二诊：现出汗减轻，进食及稍微活动则大汗，睡眠欠佳，易醒，醒后难入睡，有梦，胃纳稍欠佳，晨起恶心感减，疲乏改善。每日下午腹部不适，午餐后腹胀减轻，口淡。大便偏稀。腰部疼痛。舌红有瘀，苔白滑腻，脉细涩。血常规（2020 年 9 月 10 日）：WBC4.01×10^9/L，血小板 186×10^9/L。

处方：黄芪 60g，三七粉（冲）6g，枳壳 10g，姜厚朴 10g，砂仁 10g，盐杜仲 15g，合欢皮 15g，红参 5g，代赭石 15g，阿胶（烊化）9g，茯苓 60g，鹿角霜 15g，连翘 10g，黄连片 3g，醋莪术 15g。21 剂，日 1 剂，水煎服，分早晚 2 次服用。

按语：该患者为卵巢癌化疗后，就诊时一派脾肾阳虚之象，治疗上以扶正固本为主。王教授用大剂量补气药物黄芪速固无形之气，鹿角霜温肾补阳，配以红参、阿胶补益气血，茯苓健脾、砂仁行气，使补益而不滋腻碍脾，三七补血活血以推陈出新，枳壳、厚朴通腑降浊，代赭石、柿蒂降逆止呕。诸药共奏健脾补肾、益气养血之功。二诊过后复查血常规提示白细胞、血小板升高，诸症有所减轻，效不更方。舌红、苔腻说明补益之品有碍脾之嫌，故于原方基础上减少红参用量，改用药性温和的杜仲，加黄连 3g 清热化湿。后续以该方基础上调整用药。此病案是卵巢癌化疗后骨髓抑制经中医药治疗的经典验案。

第十五节　子宫内膜癌

一、病因病机

我国子宫内膜癌发病率约为 60/10 万，死亡率约为 20/10 万，发病率呈上升趋势，且趋于年轻化，给广大妇女及其家庭带来了严重的负担。

中医古籍中并无子宫内膜癌的病名，但根据其不规则阴道出血、阴道流液、下腹疼痛等症状，归属于"崩漏""石瘕""癥瘕""积聚""经断复来""五色带下"等范畴。如《血证论》云："崩漏者，非经期下血之谓也。"《灵枢·水胀》言："石瘕生于胞中，寒气客于子门，子门闭塞，气不得通，恶血当泻不泻，衃以留止，日以益大，状如怀子，月事不以时下，皆生于女子，可导而下。"《诸病源候论》曰："带下病者，有劳伤血气，伤动冲任脉，致令血与秽液兼带而下也。"《医宗金鉴·妇科心法要诀》谓："带下，五色带下也，皆湿热所化也。"

王昌俊教授认为，子宫内膜癌为本虚邪实之病，与肝、脾、肾三脏及冲任二脉关系密切。肝体阴而用阳，主藏血，与月经来潮紧密相关。若肝郁而化热，暗耗气血津液，不能藏血于宫，宫不能传血于海，则致崩漏。又肝肾同源，肝肾不足、肝肾阴虚，则阴虚阳亢，虚火内生，迫血妄行，所以崩中漏下。脾主统血，为气血生化之源。脾运化功能减退，则气血生化无源，气血亏虚，脾气对于血的固摄作用减弱，导致经血非时漏下。又脾虚易生痰湿，痰湿蕴久而生热毒，与离经之瘀血纠结相缠，发为"癥瘕"。

冲任二脉同起于胞中，相互交通，冲为"血海""十二经脉之海"，任主胞胎（子宫及卵巢），冲任之盛衰受"天癸"调节，而"天癸"的形成依赖于肾精的充盈。故外感邪毒、情志失调、饮食不节等原因引起肾虚精怯，天癸衰，冲任失调时，则经乱，甚至子宫异常出血。

王昌俊教授概言之，子宫内膜癌的病因病机为外感邪毒、情志失调、饮食不节等，引起肝郁气滞、肾虚精怯、脾失运化，进而导致肝肾阴虚，冲任失调，痰湿内生，热瘀互结，最终发为癌毒。其本在肝、脾、肾三脏亏虚及冲任二脉失调，标则在痰湿、血瘀、热毒。

二、辨证论治

王昌俊教授根据子宫内膜癌的病因病机，提出"扶正抗癌、攻补兼施，标本同治"的基本治疗原则。在把握基本原则的基础上，辨证论治。

1. 肝肾阴虚证

症状：阴道出血，量多少不一，色鲜红，头晕目眩，耳鸣，五心烦热，潮热盗汗，失眠多梦，两颧红赤，腰膝酸软。舌红，少苔，脉细数。

治法：补益肝肾，固冲止血。

方药：北沙参、生地黄、熟地黄、黄芩、北柴胡、泽泻、牡丹皮、地骨皮、合欢皮、山茱萸等。

2. 湿热瘀毒证

症状：阴道出血淋漓不净，色黯瘀，带下赤白相间或有腥臭味，少腹坠痛，或可触及肿块，小便黄、热，量少，有灼热感。舌质暗，苔黄腻，脉滑数。

治法：清热利湿，解毒消瘀。

方药：蒲公英、龙葵、薏苡仁、白花蛇舌草、败酱草、石韦、白茅根、鸭脚艾、茯苓、荔枝核、牡丹皮、桃仁、芍药、土鳖虫、桃仁等。

3. 气滞血瘀证

症状：阴道出血时崩时止，淋漓不净，或突然量多，夹有瘀块，少腹疼痛拒按，或口唇爪甲青紫，肌肤甲错。舌质紫暗，或有瘀斑瘀点，苔薄，脉沉涩或弦细涩。

治法：活血化瘀，行气止痛。

方药：当归、桃仁、芍药、土鳖虫、桃仁、蜈蚣、莪术、枳壳、预知子、紫苏叶、鸡内金等。

4. 气血亏虚证

症状：暴崩下血或淋漓不净，色淡红，质地清稀，面色苍白，口唇色淡，肢倦神疲，气短懒言，纳少，寐差。舌质淡或舌边有齿痕，苔薄白润，脉沉缓或沉细，无力。

治法：健脾益气，固冲止血。

方药：人参、黄芪、炙甘草、白术、茯苓、升麻、阿胶等。

三、辨治要点

1. 重视理气散结之类药物的使用 血属阴，主静，血无法自行，依赖于气的推动。所以气行则血行，气滞则血瘀，发为积聚。王昌俊教授指出，子宫内膜癌治疗中理气散结的思想应该贯彻治疗始终，多用生半夏、枳壳、川芎、荔枝核、莪术、鸡内金等行气散结消积。

2. 子宫内膜癌术后患者易从热化、燥化，应多注意养阴泄热生津 子宫内膜癌患者手术后，因切除卵巢，导致内分泌异常，雌激素水平下降，继而出现潮热汗出、心烦易怒、口苦咽干等一系列阴虚内热症状。所以，王昌俊教授指出在治疗此类患者时，要预先判断其病变过程，予以北沙参、太子参、生地黄、枸杞等养阴清热药物，兼顾祛邪，做到思路清晰，辨证准确。

3. 要注重中医外治法的使用 中药灌肠疗法历史悠久，相比中药，灌肠疗法更能直达病所，达到清热解毒利湿、凉血活血、消癥散结的目的，其临床疗效肯定，不良反应少，患者接受度高，是中医治疗妇科肿瘤极具特色和疗效的疗法。王昌俊教授提出妇科肿瘤治疗中，有条件的情况下，可使用莪术、三棱、红花、丹参、赤芍、皂角刺、桃仁、败酱草等药物进行灌肠，即使条件不便，也要予以清热解毒、燥湿散结等类药物进行盆浴，达到抗肿瘤的目的。

4. 要树立中西医协同作用理念 西医手术、放化疗、抗血管生成抑制剂等已经展现了较好的抗肿瘤效果，王教授指出对于具备手术指征，能够手术的患者，应以手术切除为主。对于放化疗或抗血管生成治疗、免疫治疗的患者，中医药可配合这些治疗手段，在控制肿瘤的同时帮助患者减轻症状，缓解不良反应，延长患者带瘤生存时间，提高生活质量。所以，既要充分利用现代先进的科学和技术手段，又要发挥中医药的作用，不能只看到西医放化疗等的不良反应，就忽视西医在较快速有效抑制肿瘤方面的优势。要牢固树立中西医协调抗癌理念，才能达到"1+1＞2"的效果。

子宫内膜癌是妇科三大恶性肿瘤之一，近年来，其发病率逐步上升，在部分欧美国家甚至跃居妇科肿瘤首位。目前其治疗方式以全子宫及双附件、淋巴结手术切除为主，根据病理报告是否有高危因素决定是否联合近距离腔内放疗或盆腔外放疗或化疗。

传统分型根据是否依赖雌激素，将子宫内膜癌分为Ⅰ型和Ⅱ型，Ⅰ型为雌激素依赖性，临床表现有肥胖、血脂异常、不孕、无排卵性子宫出血，好发于围绝经期前或围绝经期女性。Ⅱ型为非雌激素依赖型，无明显内分泌失衡的表现，好发于绝经后妇女。早期研究显示，Ⅰ型子宫内膜癌预后较好，5年生存率高。

根据病理分型，子宫内膜癌可分为单纯内膜样癌、黏液癌、浆液性癌、透明细胞癌、癌肉瘤、神经内分泌肿瘤、混合细胞腺癌和未分化癌。不同病理类型，预后不一，预后最好的为子宫内膜样癌，而非子宫内膜样癌、手术病理分期晚和年龄大于60岁的患者预后差。

中医药在协同抗子宫内膜肿瘤方面疗效显著，具有独特的优势，受到广泛的关注和认可。临床上，王昌俊教授重视中西医结合抗妇科肿瘤治疗，他认为，无论中医还是西医，联合治疗的临床获益均优于单独治疗，要鼓励患者不可丧失信心，勇于尝试，这就是王昌俊教授在肿瘤治疗中树立的"1+1＞2"思想。在子宫内膜癌的中医辨证治疗中，王昌俊教授牢牢把握气虚正虚、湿热瘀毒这个病因病机，精准遣方运阵，重视外治法清热解毒利湿，攻补兼施，抗癌与扶正兼顾，临床疗效满意，值得借鉴。

四、医案举隅

案一 患者李某，女，38 岁。初诊日期：2019 年 7 月 29 日。

现病史： 患者 2019 年 7 月确诊为子宫内膜癌，7 月 23 日手术切除全子宫、双侧附件、腹主动脉旁淋巴结、盆腔淋巴结。术后病理示：子宫内膜样腺癌。就诊时症见：食后脐周腹胀，大便基本正常，潮热，睡眠稍差，多梦，脉沉细弱，舌有瘀点，苔黄腻。

诊断： 子宫内膜癌。

辨证： 湿热下注，瘀热互结，气血两虚。

治法： 益气养血清内热，解毒利湿消瘀毒。

方药一： 生半夏（先煎）10g，枳壳 10g，黄芪 30g，当归尾 5g，白花蛇舌草 15g，合欢皮 20g，土鳖虫 5g，桃仁 10g，牡丹皮 30g，姜厚朴 15g，黄连 6g，预知子 15g，茯苓 30g，蒲公英 30g，海螵蛸 20g。7 剂，水煎服，日 1 剂，分早晚 2 次服用。

方药二： 苦参 30g，蒲公英 30g，蛇床子 30g，黄柏 10g，白鲜皮 30g，川楝子 10g。7 剂，日 1 剂，盆浴外用。

二诊： 食后脐周腹胀较前稍缓解，大便基本正常，仍时潮热，睡眠稍差，多梦，鼻塞。脉沉细弱，舌淡有瘀，苔白厚腻。上方去黄连、合欢皮，加紫苏叶 10g，广藿香 10g。7 剂，水煎服，日 1 剂，分早晚 2 次服用。

三诊： 患者脐周腹胀、时有潮热好转，大便同前，鼻塞好转，睡眠仍差。脉沉细弱缓，舌淡有瘀，苔白厚腻。上方去桃仁、预知子，加桂枝 5g，陈皮 5g，白芍 10g。14 剂，水煎服，日 1 剂，分早晚 2 次服用。

四诊：患者诉脐周腹胀，时有潮热症状基本同前，现腰部偶有酸胀，大便同前，睡眠同前，仍轻微鼻塞。脉沉细弱缓，舌淡有瘀，苔白厚腻，有齿痕。上方加荔枝核 10g，苏木 10g，蜈蚣 3g。14 剂，水煎服，日 1 剂，分早晚 2 次服用。

五诊：患者现左下腹常肿胀，腰膝酸软。间中潮热，睡眠稍好转。脉沉细弱缓，舌体胖大，舌红，苔厚腻，有齿痕。上方去蒲公英、桂枝、陈皮、白芍，加山慈菇 10g，王不留行 20g，香附 10g，黄芩 10g，薄荷 6g，炒麦芽 30g。20 剂，水煎服，日 1 剂，分早晚 2 次服用。

六诊：患者左下腹肿胀，腰膝酸软症状缓解。时有潮热，睡眠基本同前。脉沉细弱缓，舌体胖大，舌红，苔厚腻，有齿痕。上方加薏苡仁 30g，砂仁 10g。14 剂，水煎服，日 1 剂，分早晚 2 次服用。

后患者坚持门诊治疗，在原方的基础上，随证加减。患者症状基本缓解，情况稳定。

按语： 该患者为子宫内膜癌，属腺癌。该患者首诊时已经手术 4 月余，表现出正气亏虚，湿热瘀毒互结，虚热耗伤津液的症状，首诊方中用黄芪益气扶正，枳壳、厚朴宽中行气，半夏、茯苓、预知子理气散结，当归尾、土鳖虫、桃仁活血化瘀，合欢皮、牡丹皮养阴清虚热，蒲公英、白花蛇舌草以清热解毒祛邪，较大剂量地应用海螵蛸取其收敛作用，既能收敛止血，又燥湿止带，乃妇科病良药。少量黄连可交通心肾，引虚火下行，具有安神助眠功效。嘱患者外用药物盆浴以配合药物协同燥湿解毒。二诊时患者舌苔转白厚腻，加之鼻塞，乃脾气运化失司，气虚湿困为故，故去黄连、合欢皮，加紫苏叶、广藿香加强理气燥湿之功，且紫苏叶、藿香味辛，能散能行，对于通鼻窍具有一定作用。三诊患者症状均有好转，唯睡眠差，故加用桂枝、白芍调和营卫，陈皮理气燥湿化痰，助益睡眠。四诊时患者腹胀疼痛仍较为明显，遂加荔枝核、苏木、蜈蚣散结，奏活血化瘀之功。五诊时，患者诉腰软，左下腹胀，睡眠稍好转，考虑气滞血瘀，标实为重，故上方去蒲公英、桂枝、陈皮、白芍，加山慈菇、王不留行、香附、黄芩、薄荷、炒麦芽化痰散结，活血通经，理气消积。六诊时，患者症状基本好转，前方原则不变，只加用薏苡仁、砂仁利湿燥湿。全方体现了王昌俊教授治疗子宫内膜癌的基本思路和原则，紧扣子宫内膜癌病因病机，辨证论治。

案二 患者李某，女，42 岁。初诊日期：2019 年 10 月 23 日。

现病史：患者 2019 年 9 月初出现不规则阴道流血的症状，2019 年 10 月宫腔镜检查确诊子宫内膜癌，11 月行子宫内膜癌分期手术，术后曾因盆腔积液发热，予以盆腔抽脓液及抗感染治疗。就诊时症见：右腰胁疼痛，不能弯腰，大便秘结，小便无力，小便热，难解。夜间口干，手心濡。脉细滑数，舌边尖红，苔薄黄。

诊断：子宫内膜癌。

辨证：下焦湿热，瘀毒互结，气阴两虚。

治法：养阴清热，利尿通淋，行气止痛。

处方：北沙参 30g，生地黄 30g，滑石 20g，黄芩 10g，北柴胡 10g，泽泻 20g，白茅根 30g，石韦 30g，鸡内金 30g，萹蓄 10g，甘草 10g，牡丹皮 30g，郁金 10g，荔枝核 20g。7剂，水煎服，日1剂，分早晚2次服用。

二诊：患者诉服药之后，各项症状明显缓解。但停药2周后，症状恢复同前，舌暗边尖红，苔薄黄，脉细滑数无力。上方去北柴胡，加杜仲 15g，桃仁 10g，薏苡仁 30g。7剂，水煎服，日1剂，分早晚2次服用。

三诊：患者症状虽较前有所缓解，但症状仍持续存在。脉细软，舌淡暗，苔黄腻。上方去滑石，加败酱草 30g，苏木 10g，五灵脂 10g，冬瓜仁 15g。21剂，水煎服，日1剂，分早晚2次服用。

四诊：患者诉腰胁疼痛，右下腹痛，腰酸痛、大便秘结、小便无力等好转，近来汗多。脉细软，舌淡暗，苔黄腻。上方加黄芪 30g，炒白术 15g，姜半夏 15g。21剂，水煎服，日1剂，分早晚2次服用。

后患者长期坚持门诊治疗，患者症状基本好转，病情稳定，提高了生存质量。

按语：患者首诊时有腰胁疼痛，大便秘结，小便无力、热而难解。夜间口干，手心濡。脉细滑数，舌边尖红，苔薄黄，四诊合参，诊为下焦湿热，瘀毒互结，气阴两虚证候。方中用北沙参、生地黄、牡丹皮滋阴清热凉血、补气养阴，滑石、黄芩、北柴胡、泽泻清利湿热，白茅根、石韦、萹蓄清热利湿通淋，郁金苦寒凉血、活血止痛，荔枝核、鸡内金散结消积。二诊时患者因暂停服药导致症状反复同首诊，脉转细滑数无力，故去北柴胡，另加杜仲补益肝肾、强壮筋骨，桃仁活血化瘀，薏苡仁清热利湿。三诊患者仍腰胁疼痛、大便秘结、小便热难解，考虑患者因湿热瘀毒互结下焦日久所致，故加用败酱草、苏木、五灵脂、冬瓜仁，增强清热解毒、消痛排脓、活血止痛之功。四诊时患者各方面症状均有所缓解，只诉近日来汗多，参考其舌脉象，此为正气进一步亏虚，遂加黄芪、炒白术、姜半夏扶正益气止汗，半夏理气燥湿散结。此案体现了王昌俊教授治疗子宫内膜癌气阴两虚、热结津亏、湿热瘀毒类患者的用药经验和思路。该案兼顾扶正祛邪，攻补兼施，侧重点也随邪的盛衰和消长转变灵活转换，对临床具有指导和参考价值。

第十六节　宫颈癌

一、病因病机

宫颈癌是发生于宫颈上皮的恶性肿瘤，是最常见的妇科恶性肿瘤。根据其临床表现，可归属于"胞门积结""崩漏"等范畴。《备急千金要方》妇人方下提到："崩中漏下，赤白青黑，腐臭不可近，令人面黑无颜色，皮骨相连，月经失度，往来无常，小腹弦急，或苦绞痛上至心，两胁肿胀，食不生肌肤，令人偏枯，气息乏少，腰背痛连胁，不能久立，每嗜卧困懒。"《诸病源候论》说："崩中之病，是伤损冲任之脉……冲任气虚，不能约制经血，故忽然崩下……伤损之人，五脏皆虚者，故五色随崩俱下。"

王昌俊教授认为宫颈癌的发生是多种因素的综合结果。七情所伤，肝郁气滞，怒伤肝，忧思伤脾，疏泄失常，致五脏气血乖逆而瘀滞；冲任损伤，肝、脾、肾诸脏虚损为内因，肝藏血，主疏泄，疏泄失常带漏淋漓。肝肾阴虚，虚火妄动，崩漏而生；外受湿热，或湿郁化热，或积冷结气、血寒伤络、瘀阻胞络所致。也可因先天肾气不足，或后天损伤肾气，导致肾虚而影响冲任功能。故本病病机以正虚冲任失调为本，湿热瘀毒聚而成。

二、辨证论治

王昌俊教授根据临床实践，将宫颈癌的中医辨证治疗分为实证和虚证两大类。实证包括肝郁气滞、湿热郁毒、湿聚痰结、瘀血内阻；虚证主要包括肝肾阴虚、脾肾阳虚、气血两虚和虚寒凝滞。

1. 肝郁气滞证

症状：阴道不规则出血，有时夹有瘀块，白带稍多，少腹胀痛，胸部胀满，两肋作痛，情绪郁闷或心烦易怒，心悸失眠，口苦咽干。舌质稍暗，苔薄白，脉弦细。

治法：疏肝解郁，理气散结。

方药：郁金、香附、延胡索、郁李仁、赤芍、白术、薄荷、白花蛇舌草、川楝子等。

2. 湿热瘀毒证

症状：阴道排液量较多，色如米泔或黄赤相兼，质地黏稠，气味臭秽难闻，有时夹有瘀血块及腐肉，伴有少腹胀痛，身重体倦，脘闷纳呆。舌质暗或偏暗，苔白厚腻，脉弦数或弦滑。

治法：清热利湿，化瘀解毒。

方药：土茯苓、黄柏、败酱草、牛膝、蒲公英、车前草、赤芍、苦参、薏苡仁等。

3. 湿聚痰结证

症状：阴道可有不规则出血且白带增多，局部癌灶多呈结节型，伴有胸膈满闷，恶心呕吐，痰涎增多，胃纳减少，腹胀腿肿。舌苔厚腻，脉濡。

治法：化湿消痰，软坚散结。

方药：生半夏、陈皮、胆南星、枳实、茯苓、猪苓、山慈菇、苦参、夏枯草、竹茹等。

4. 瘀血内阻证

症状：阴道不规则出血且赤白夹杂而下并伴有恶臭，少腹固定性疼痛连及腰脊部，面色晦暗，精神狂躁。舌质紫暗或有瘀斑瘀点，脉沉细或涩。

治法：活血化瘀，软坚散结。

方药：当归、赤芍、白芍、川芎、小茴香、蒲黄、没药、延胡索、肉桂、干姜、土茯苓、八月札等。

5. 肝肾阴虚证

症状：阴道不规则出血且白带较多，色呈黄白相间，伴有头晕耳鸣，五心烦热，夜寐不安，腰膝酸痛，口渴，盗汗，便秘尿赤。舌质嫩红，脉弦细数。

治法：滋养肝肾，解毒清热。

方药：黄柏、知母、生地黄、山萸肉、山药、泽泻、牡丹皮、女贞子、旱莲草、小蓟、半枝莲等。

6. 脾肾阳虚证

症状：阴道不规则出血，白带清稀且量较多，伴有神疲乏力，面色㿠白，畏风怕冷，腰膝冷痛，纳谷不馨，小腹坠痛，或大便先干后溏。舌质淡胖，苔白润，脉细弱。

治法：健脾温肾，补中益气。

方药：党参、白术、制附子、肉桂、菟丝子、薏苡仁、茯苓、黄芪、杜仲、川续断、补骨脂等。

7. 气血两虚证

症状：病程较久，面色苍白或萎黄，神疲乏力，形体消瘦，肢体痿软，月经闭止，头晕目眩，或咽燥纳呆，口干苦而不欲饮，腹胀恶心，小腹肿物隆起或疼痛，带下绵绵不断。

治法：益气养血，扶正抑癌。

方药：黄芪、炒白术、党参、升麻、熟地黄、当归、茯苓、川芎、猪苓、白芍、鸡血藤、龟甲、黄精、五味子等。

8. 虚寒凝滞证

症状：面色苍白无华，或面色晦暗，神疲乏力，形体消瘦，畏寒肢冷，月经闭止，小腹肿物隆起或隐隐作痛，有阴道不规则出血，血色清稀，头晕目眩。舌淡，苔白，脉弦紧或弦细。

治法：温经散寒，行滞化湿，健脾和胃。

方药：桂枝、制附片、茯苓、牡丹皮、桃仁、莪术、人参、半夏、白术、枳壳、黄芪、赤芍、山慈菇、陈皮、八月札等。

三、辨治要点

1. 辨病理、病位与辨证相结合　王昌俊教授认为，宫颈癌的中医治疗应充分考虑西医学诊治结果，如病理诊断、手术式式等，做到辨病与辨证相结合。宫颈癌病理类型以鳞癌最为多见，腺癌次之，腺鳞癌较为少见。腺癌临床常用山慈菇、鲜龙葵果、浙贝母、生半夏等；鳞癌重在化瘀解毒，常用蜈蚣、半枝莲等。此外，"药无引使则不通病所"，王昌俊教授认为应根据病位选择相应的特异性强的抗癌药及引经药。宫颈癌病位在下焦，临床遣方用药时常使用半枝莲、牛膝等，使药入下焦，增强疗效。

2. 中西医结合，不同西医治疗阶段应用不同中医治疗策略 很多患者在寻求中医治疗的同时亦在接受西医治疗。因此，王昌俊教授认为宫颈癌的治疗应注重在不同西医治疗阶段采取不同中医治疗策略。

（1）围手术期：女子以肝为先天，以血为本，术前运用中药增强患者体质以促进手术顺利进行；术后患者机体气血大伤，脾胃功能尚弱，气血生化无力，故此期治疗当益气养血、健脾和胃，方选四君子汤、八珍汤随证加减，强调此期当以扶正为主，慎用攻邪之法，以防邪不除而反伤正气。

（2）围化疗期：化疗为"以毒攻毒"之法，化疗药物作用于机体，极易损伤脾胃、耗伤精血，故临床常见消化道反应、骨髓抑制、肝肾损害等不良反应。因此治疗当益气养血、健脾和胃、滋肾养肝，方选芪归四君子汤加减，并重视使用阿胶、鹿角胶等血肉有情之品。

（3）围放疗期：放疗属热毒，易消灼津液、损伤阴精、扰乱心神，故临床常见口干、肤干、烦躁等表现。此期治疗当益气养阴、清热解毒，方选生脉散加减。

（4）抗复发转移治疗期：肿瘤之所以转移，一因癌症的邪气盛，二因被转移的部位正气虚。此期治疗以扶正祛邪为准则，扶正以先安未受邪之地，恐其陷入；祛邪以遏制癌毒，使其无法过于嚣张而四处为害。方选芪归四君子汤合黄柏解毒汤加减，以扶正固本，解毒化瘀散结。

3. 扶正为本、重视肝脾肾 调补肝脾肾尤为重要，是治疗宫颈癌不同阶段的重中之重。肝气升发太过则肝气亢逆，疏泄不及则肝气不舒、血行不畅，女子以肝为先天，女子的排卵行经亦与肝的疏泄功能密切相关，故王昌俊教授常用香附、郁金、木香、佛手等理气之品疏肝解郁。此外，肝体阴而用阳，养血以柔肝，使得肝气收敛，常用当归、枸杞柔肝，白芍、炙甘草缓肝。脾为后天之本，气血生化之源，不同阶段的宫颈癌患者有不同程度的脾虚证，或金刃所伤，正气大虚；或为化疗药物、放疗射线火毒所伤，使得脾气不升，胃气不降。加之肿瘤患者思想负担较大，长期思虑过度，以上因素均严重影响脾的运化功能，导致脾气呆滞，无力运化，症见脘腹胀满、口苦纳呆、大便稀溏等。故王昌俊教授喜在方中配伍炒麦芽、砂仁等药，消食健脾，开胃和中。肾为后天之本，先天肾气不足，或房事不节，损伤肾气；或脾阳久虚，损及肾阳；或久病失调，阴液亏虚，均可导致肾阴肾阳亏损，故王昌俊教授常用女贞子、墨旱莲、枸杞子补肝肾、益精髓，巴戟天、补骨脂温补肾阳。

4. 抗癌解毒，使邪有出路　宫颈癌的治疗关键在于消瘤抗癌。宫颈癌病位在下焦，湿性下趋，尤易酿生湿热，且宫颈癌病位与外界相通的特点，治疗上宜因势利导，清热利湿，选用清热解毒药中兼能利湿的药物，如黄柏、苦参、土茯苓、薏仁等。癥瘕、积聚的形成与瘀血凝滞密切相关，宫颈癌患者临床常见带下臭浊脓血，湿热久留，损伤血络，以致血败肉腐，王昌俊教授常使用皂角刺、当归、川芎、赤芍、王不留行、蜈蚣等药物，达到祛瘀生新、去宛陈莝的效果，促进坏死物质排出，给邪以出路。

5. 整体辨证，亦重视局部　若患者出现复发或转移，王昌俊教授则兼顾局部转移灶，根据不同的转移部位进行辨证。如转移淋巴结，则选用夏枯草、浙贝母、牡蛎等软坚散结之品；如转移膀胱，出现尿血、小便淋沥不尽、尿痛尿频等膀胱湿热之征，则加用车前子、泽泻、白茅根等清热利湿之品；如肿瘤侵犯直肠，出现便血，泻痢不爽，肛门坠胀灼痛等症状，则加用地榆、槐花、白头翁、葛根、黄芩等药清利湿热、凉血止血。

四、医案举隅

患者曾某，女，59 岁。初诊日期：2020 年 8 月 25 日。

现病史：因同房后出现阴道出血就诊发现宫颈癌，于 2020 年 4 月 20 日手术，术后行放化疗，末次化疗于 2020 年 6 月结束，放疗 23 次。末次放疗于 2020 年 7 月结束。就诊时症见：口苦，左侧胁部疼痛，足底发热，大便不畅，眠差，难入睡。脉细右稍弦，舌淡，苔白腻。

诊断：宫颈癌。

辨证：气血亏虚，气滞痰结。

治法：补益气血，行滞化痰。

处方：北沙参 30g，肉苁蓉 30g，当归 10g，麸炒白术 30g，姜半夏 15g，陈皮 5g，代赭石 15g，槟榔 10g，蜈蚣 3g，僵蚕 10g，合欢皮 10g，姜厚朴 15g，茯苓 30g，甘草片 5g，芒硝 10g。7 剂，水煎服，日 1 剂，分早晚 2 次服用。

二诊：偶口苦，偶有咳嗽。有痰，质黏，左侧胁部疼痛，大便不畅，先硬后软，寐差，难入睡，易醒，脉细涩，舌淡，苔白腻。于上方基础上去合欢皮，姜半夏用量改为 30g，加苏木 10g，莱菔子 10g，黄芪 30g。7 剂，水煎服，日 1 剂，分早晚 2 次服用。

三诊：口苦不明显，偶有咳嗽，左侧胁部疼痛缓解，大便可，眠稍差，脉沉细弱，舌淡暗，苔白腻。于上方基础上去陈皮，加枇杷叶 15g，醋莪术 20g。7 剂，水煎服，日 1 剂，分早晚 2 次服用。

后患者坚持门诊治疗，以补益气血、化痰散结为法随证加减。患者定期复查，病情稳定，于门诊长期服中药调理，随访至今未见肿瘤复发转移。

按语：该患者为宫颈癌术后且行放化疗治疗。首诊时以气血亏虚、气滞痰结为主，治疗上以补益气血、化痰行气通腑为法。二诊时，予加大半夏用量以加强化痰散结安眠作用，并加用苏木、黄芪以加强益气活血祛瘀生新的作用。三诊予加用莪术以继续加强活血祛瘀作用。患者经辨证治疗，收到了满意效果。

第十七节 骨肿瘤

一、病因病机

骨肉瘤是常见于青少年的恶性骨肿瘤，增殖和侵袭力强，恶性程度高，具有易复发、易转移、高致残、高死亡、预后差的特点。有关文献报道称，虽然经过治疗，但骨肉瘤 5 年的生存率仍不足 20%。

中医多将其归属于"骨疽""骨瘤""石痈"等。早在《灵枢·刺节真邪》就有记载："已有所结，气归之，津液留之，邪气中之，凝结日以易甚，连以聚居，为昔瘤，以手按之坚。有所结，深入骨，气因于骨，骨与气并，日以益大，则为骨疽。"说明了骨肿瘤的发生与气血津液的相关性，机体内部气滞、血凝、津液凝结，日久而成瘤。《洞天奥旨》中说骨肿瘤是在皮肤上生长的，按诊时犹如肿瘤生于骨中，肿瘤质地坚硬，按诊疼痛。

王昌俊教授在总结前人经验的基础上提出，骨瘤为本虚标实，正气亏虚为本，痰浊瘀湿为标，主要为"肝脾肾三虚，寒痰瘀阻于骨"所致。肾主骨、肝主疏泄、脾主运化，肾虚则骨不健，肝脾虚，易于肝气郁结，气血不畅，脾虚不能升清降浊，肝木克土，水谷之精微化生为痰，寒痰乘肝肾阳气之虚，流注于骨，痰壅血瘀而生肉瘤，肝功能异常则气血紊乱，脾虚则不能化生水谷而生成痰，寒痰乘肾虚入于骨而成肉瘤。

二、辨证论治

王昌俊教授根据临床实践，将骨瘤的中医辨证治疗分为实证和虚证两大类，实证主要包括热毒瘀滞证、气滞痰瘀证，虚证主要包括气血虚弱证、脾肾亏虚证。术前、化疗前以实证为主，术后、化疗后以虚证为主。

1. 热毒瘀滞证

症状：骨肿瘤部位红肿热痛，口干口苦，或伴发热，小便短赤。舌苔红赤或黄腻，脉滑数。

治法：清热活血化瘀。

方药：红花、白花蛇舌草、牡丹皮、知母、黄柏、地龙、鸡血藤、赤芍、丹参等。

2. 气滞痰瘀证

症状：胸闷气短，频繁嗳气，日渐消瘦，口干喜饮。舌质暗晦或有瘀斑，舌苔黄，脉弦数。

治法：行气活血，化痰祛瘀。

方药：陈皮、木香、枳实、枳壳、半夏、桔梗、竹茹、浙贝母、芥子等。

3. 气血虚弱证

症状：面色苍白，头晕心悸，气短乏力。舌质淡，苔薄，脉细。

治法：健脾补气，活血养血。

方药：黄芪、党参、白术、茯苓、桑寄生、炙甘草、川芎、熟地黄、当归等。

4. 脾肾亏虚证

症状：喜温喜按，腰酸膝软，大便频数，面色苍白，倦怠乏力。舌质淡胖或有齿印，舌苔薄白，脉沉细。

治法：健脾益气，补肾活血。

方药：党参、黄芪、白术、山药、太子参、补骨脂、杜仲、熟地黄等。

三、辨治要点

1. 行气化瘀先疏肝　王昌俊教授认为"瘀"多伴肝郁气滞。《素问·调经论》指出："气血不和，百病乃变化而生。"《医林改错》则曰："气无形不能结块，结块者，必有形之血也。"说明因各种原因引起气的运行失常，则必定会进一步引起气血逆乱，经络受阻，气滞血瘀，痰瘀凝聚等而成肿瘤。《证治准绳》指出："骨瘤者，留也。随气凝滞，皆因脏腑受伤，气血乖违，当求其属而治其本。"临床实践中发现骨的良恶性肿瘤均可侵犯局部软组织，致局部血液循环失常，出现局部肿胀、色素沉着，甚则静脉怒张等瘀血之征象。

2. 化痰散结先健脾　《外科正宗》云："癌瘤之症，非阴阳正气所结，乃五脏瘀血浊气痰滞而成。"即在肿瘤的发病中，毒、瘀等有形实邪是重要的病理产物。王昌俊教授认为脾居中焦，为气机枢纽，主运化水湿，脾虚与"瘀证"的形成密切相关。脾之功能失健，气虚无以行血或水液不能布散停滞全身，导致湿邪蕴久成瘀，最终出现正虚为本、瘀等有形实邪结聚筋骨为标的病理现象。肾主先天，脾主后天，二者在维护正气及水湿代谢方面均密切相关，故治疗时应补脾益肾、活血化瘀共用。

3. 益气活血宜先补肾　王昌俊教授认为骨恶性肿瘤病变一般导致多脏腑气血运行失和，基于"肾藏精化血""主骨生髓、髓生血"的功能，认为肾与气血的关系较为密切，肾阳虚、阴虚均可致瘀。诚如《景岳全书》载："凡人之气血……盛则流畅，少则壅滞。"故治疗骨恶性肿瘤时当在补肾阴、肾阳的同时注重活血化瘀之法的应用以提高疗效。

4. 内外治法并重　王昌俊教授认为外治作为中医的一项特色治疗手段，源远流长，展现出可喜的临床效果。凡有形之积，皆可外敷，促使其消散。其立法当以活血化瘀、软坚散结、消肿解毒为要旨。王昌俊教授常用半枝莲、白花蛇舌草、夏枯草、玄参、生地黄、山慈菇、三七、莪术、三棱、鸡内金、穿山甲（现用代用品）、蜈蚣、猫爪草、露蜂房、地龙、全蝎、斑蝥、僵蚕、牡蛎、仙鹤草、槟榔等，其中最喜用白花蛇舌草、穿山甲（现用代用品）、地龙、猫爪草、僵蚕、仙鹤草等。

四、医案举隅

患者林某，女，42岁。初诊日期：2018年2月23日。

现病史：患者于2018年2月因"左侧小腿胫侧骨肉瘤术后复发1周"就诊中医门诊，需求中医药治疗。就诊时症见：左侧小腿胫侧骨肉瘤局部红肿热痛，心烦躁热，口干喜饮，大便燥结，小便调。胃纳差，睡眠一般，舌苔红有瘀斑，苔黄厚腻，脉滑数。

诊断：骨肉瘤。

辨证：热毒瘀滞。

治法：清热活血，化痰散结。

处方（内治法）：生半夏10g，赤芍15g，鸡血藤5g，蜈蚣2条，甘草5g，知母15g，丹参15g，三七5g，党参15g，莪术15g，白术30g，白花蛇舌草15g。7剂，水煎服，日1剂，分早晚2次服用。

处方（外治法）：夏枯草10g，知母15g，仙鹤草10g，猫爪草10g，蜈蚣2条，莪术15g，白术30g，白花蛇舌草15g。7剂，日1剂，水煎，外敷冲洗。

二诊：左侧小腿胫侧骨肉瘤肿物稍有脱落，局部溃烂，口干喜饮，大便燥结，小便调。胃纳差，睡眠一般，舌苔红有瘀斑，苔黄厚腻，脉滑数。与上述内外治法同方，14剂。

三诊：左侧小腿胫侧骨肉瘤肿物脱落，气短乏力，舌质淡，苔薄，脉细。

治法：健脾补气，活血养血。药用黄芪、党参、白术、茯苓、桑寄生、炙甘草、川芎、熟地黄、当归等。以内治法上方去生半夏、白花蛇舌草、蜈蚣，加黄芪30g，川芎10g，熟地黄10g，当归10g。14剂，日1剂，水煎服，分早晚2次服用。

后患者坚持门诊治疗，以健脾益肾、活血化瘀为法随证加减。肿物未再复发，生活质量提高。

按语：中医药治疗癌症或肿瘤具有自己独特的优势，扶正固本，减轻放化疗等不良反应，延缓肿瘤的发生发展，提高术后恢复速度和效果，提高患者生存质量等。骨肿瘤作为临床疑难重症，治疗手段匮乏，效果不佳，在手术、放化疗等现代治疗手段的基础上采用中医药治疗能够取长补短。脾肾相关学说针对本病的治疗具有重要指导性意义。一方面补脾益肾即是扶正，提高机体的御邪能力，防止或延缓骨肿瘤进一步发展；另一方面补脾益肾填精生髓壮骨，能够保证骨骼的正常功能和生长发育。两方面作用相互协作、相互促进，共同达到对本病的治疗目的。

第十八节　软组织肉瘤

软组织肉瘤是一类起源于软组织及内脏器官的间叶组织恶性肿瘤，其发病机制目前尚不明确，发病原因可能与外伤、家族遗传、化学刺激、病毒感染、放射线刺激等因素有关。该病好发于四肢、躯干和腹膜后，恶性程度较高，转移和复发可能性较大，5年总体生存率低于10%。目前，临床治疗软组织肉瘤仍以手术为主，但局部切除后易复发和转移，即使是局部广泛切除，术后复发率仍较高，预后差，放化疗效果不理想。

软组织肉瘤属中医"肉瘤""筋瘤"等范畴。先天禀赋不足、平素饮食不节、外感六淫之邪、内受七情所伤等导致机体阴阳失衡、脏腑功能失调，经脉痹阻，血瘀气滞，痰凝湿聚，邪毒蕴结，从而形成痰核、肿块。《灵枢·刺节真邪》言："虚邪之入于身也深，寒与热相搏，久留而内著……邪气居其间而不反，发为筋瘤。"《灵枢·九针论》曰："四时八风之邪客于经络之中，为瘤病者也。"提示软组织肉瘤的发生与正气不足、外邪内侵有关。《丹溪心法》曰："人上中下有痰块者，多属痰；痰之为物，随气升降，无处不到。"提示软组织肉瘤可能由痰随气结而发，发无定处。《医林改错》言："肚腹结块，必有形之血。"提示结块的病因病机与痰血凝滞有关。《外科正宗》曰："肉瘤者，软若绵，肿似馒，皮色不变，不紧不宽……乃五脏瘀血浊气痰滞而成。"提示软组织肉瘤可发生于皮肉之内，由痰瘀互结而成。

一、病因病机

目前对于软组织肉瘤的认识多认为其性属阴，为阴邪凝聚体内日久所致，所谓"阳化气，阴成形"。《素问·调经论》亦曰："血气者，喜温而恶寒，寒则泣不能流，温则消而去之。"基于上述认识，王昌俊教授在治疗软组织肉瘤时，多采用温阳散结为基本治疗方法，临床上多以阳和汤、桂枝茯苓丸、桃核承气汤等方剂组合治疗。

二、辨治要点

1. 注重整体与局部辨证相结合 王教授认为，软组织肉瘤其形成原因多为阴邪凝聚，加上多数患者先后经历手术、放疗等攻伐治疗，正气亏耗明显，故整体多为虚证、寒证、阴证、瘀证，但需要考虑到肉瘤局部郁而化热、瘀而化热，局部病理产物生痰及湿，出现整体为阴证，局部为阳证之象。故王教授临证时非常注意触诊，时常强调作为临床医师诊治门诊患者，尤其不能只靠问病史或只依据住院病历描述而不进行触诊。软组织肉瘤好发于腹腔，腹诊对于辨证具有举足轻重的意义。临床腹诊可对肿物局部温度与患者额温进行测定，如两者相差超过 0.5℃具有临床意义，如肿块局部温度明显升高，要考虑化热倾向，注意加用白花蛇舌草、半枝莲、蒲公英等清热凉血解毒之药物。如腹部合并振水音，需注意水湿运化失司致痰湿互结，可加用茯苓、泽泻、薏苡仁、土茯苓、苍术等利湿之品。

2. 内服与外用药物相结合 王教授认为内服药物可调整患者整体平衡，但药难以及时到达局部，发挥效应，如能配合外治疗法，通过局部透皮吸收，调整肿瘤局部内环境，起效迅速，且能减轻患者痛苦。对于局部疼痛明显伴随肿块温度不高的患者，王教授常使用自制制剂丁芪止痛贴外贴以益气化痰止痛散结，如肿块温度较高，则使用三黄解毒散外敷以清热解毒，若局部寒热无明显偏颇，则使用西黄胶囊外敷。王教授强调，现在一些理论认为肿瘤局部不应使用热敷等温热疗法，会加快肿瘤转移及复发，这种说法是片面的，是套用西医理论去解释肿瘤的复发及转移。中医理论应该是"有是证，用是方""有是证，用是法"，如辨证为寒凝成积，就可使用温法。

3. 注重患者情志疏导　软组织肉瘤目前治疗疗效仍不理想，复发率高，预后较差，患者往往会经历多次手术治疗，且可自行触及肿瘤生长，故此类患者往往较其他肿瘤患者承受更大的压力及产生更大的挫败感。王教授在临床上十分注重对患者的情志疏导，王教授常说，医生的一句话，可对患者造成致命的打击或者是点燃生活的希望，言语上应多鼓励患者，给予患者正面信息，让患者感觉到医生与患者一起战斗，有时比药物更有效。情志不畅本身可导致人体免疫功能紊乱，肝郁气滞本身为该病病因，亦可以为结果，两者互为因果。临证中，王教授除言语鼓励外，如见患者善叹息、悲观、嗳气等肝郁表现，用药多使用郁金、素馨花、路路通等疏肝、调畅气机药物。

4. 在疾病不同阶段使用不同方法　肿瘤患者往往经历多种治疗方法，包括手术、放疗、化疗以及最新的靶向、免疫治疗，医生应根据患者不同阶段使用不同方法进行治疗，而不是一味攻伐。在患者放、化疗阶段，注意减轻放、化疗所致不良反应，部分患者因多次腹部手术，可因腹腔肠道粘连、瘢痕等原因致不完全性肠梗阻，此时可通过辨证使用行气通腑等方法恢复肠道功能。在西医治疗间歇期，着重防复发，根据患者体质、正邪关系，随证治之。

三、医案举隅

患者陈某，女，62 岁。初诊日期：2020 年 4 月 23 日。

现病史：患者分别于 2013 年、2018 年行腹部去分化脂肪肉瘤术，今年 3 月 31 日因腹腔肉瘤再次行手术治疗，并切除脾脏，术后第二天出现左足背轻微浮肿，未予诊治，出院后左下肢浮肿逐渐加重，上延至大腿。昨日下午到我科门诊就诊，因久坐自觉左下肢肿胀明显加重，门诊以水肿收入我科。起病以来，精神疲倦，胃纳差，进食前呕吐痰涎，仅能进食半流食，有心悸，无发热、胸痛，无咳嗽，时有腹痛，诉解黑便，成形，日行 1 次，左下肢肿痛，体重下降约 2 斤。舌淡，苔白稍腻，脉沉细。

诊断：腹腔肉瘤（阳虚痰凝），下肢静脉血栓形成。

处方一：黄芪 30g，蜈蚣 3g，生半夏 10g，薏苡仁 60g，细辛 3g，白芷 10g，紫苏梗 10g，山慈菇 10g，麦芽 30g，白术 15g，柿蒂 10g，枳壳 10g，阿胶 9g，猪苓 15g。

处方二：冰片 10g，大黄 10g，水蛭 9g，生半夏 10g，吴茱萸 10g，紫草 15g，研粉，调于面粉团中外敷于腹部，日行 1 次。

二诊：2020 年 4 月 30 日。患者精神可，时呕吐胃液，进食较前稍好转，左下肢肿胀较前消退，腹部肿块有疼痛，大腿围减少 4cm，小腿围减少 1.5cm，舌淡暗，苔白腻，脉沉细，中药予益气养血，化瘀散结为法。

处方一：黄芪 30g，蜈蚣 3g，生半夏 10g，薏苡仁 60g，细辛 3g，白芷 10g，紫苏梗 10g，山慈菇 10g，麦芽 30g，白术 15g，柿蒂 10g，枳壳 10g，阿胶 9g，猪苓 15g，大黄 10g，海藻 10g，昆布 10g，三棱 10g，醋莪术 15g。

处方二：予丁芪止痛贴外贴腹部。

三诊：2023 年 5 月 6 日。患者精神可，腹部疼痛较前减轻，左下肢浮肿明显消退，足背动脉搏动良好，皮温温暖，胃纳较前改善，大便秘结，舌淡，苔薄白，脉沉细。中药予益气健脾，化瘀散结为法。

处方一：黄芪 30g，蜈蚣 3g，生半夏 10g，薏苡仁 60g，细辛 3g，白芷 10g，紫苏梗 10g，山慈菇 10g，麦芽 30g，白术 15g，柿蒂 10g，枳壳 10g，阿胶 9g，猪苓 15g，虎杖 30g，海藻 10g，昆布 10g，三棱 10g，醋莪术 15g。

处方二：予丁芪止痛贴外贴腹部。

患者出院时最终左下肢大腿围减少 7cm，小腿围减少 3cm，呕吐改善，精神状态可，腹痛减轻，予出院带药。

按语： 该患者为腹部去分化脂肪肉瘤，行多次手术，仍反复复发，合并下肢静脉血栓形成，病属晚期，以姑息治疗、提高生存质量为主。首诊时以阳虚痰凝为主，治疗上以大剂量黄芪配合白术益气健脾，顾护正气，配合猪苓汤育阴利水，生半夏、薏苡仁、山慈菇、蜈蚣化痰通络散结。二诊时，痰湿消退，正气亏虚明显，予加强益气扶正，通腑通络。该患者先后经历数次手术攻伐治疗，正气亏耗明显，肿瘤局部增殖明显，有化热倾向，辨证用药过程中，王昌俊教授始终以扶正顾护脾胃，改善患者生存质量为法。加用散结化痰通络之中药。局部辨证前后使用中药外敷及丁芪止痛贴止痛治疗，内外合治，攻补兼施，经过治疗，症状改善明显，浮肿消退，疼痛减轻，改善患者生存质量。

第十九节　淋巴瘤

淋巴瘤是一种起源于淋巴结或其他淋巴组织的恶性肿瘤，可发生在人体的任何部位，该病的发病率近年来呈上升趋势。根据病理组织类型可分为霍奇金淋巴瘤和非霍奇金淋巴瘤，非霍奇金淋巴瘤中的部分亚型预后较差。目前现代医学治疗主要根据不同病理类型选用相应治疗方案，一定程度上改善了患者预后，延长了患者生存期。但化疗药物的不良反应较强，老年患者等部分人群因有禁忌证或无法耐受化疗而不得不放弃现代医学治疗手段。另外，部分患者经现代医学多线治疗后仍出现复发和进展。因此，王昌俊教授强调淋巴瘤患者的治疗，中医药扮演着重要的角色。

一、病因病机

中医学无"淋巴瘤"病名，大致与"恶核""石疽"等类似。《外科证治全生集·石疽》描述了一种类似于淋巴瘤的疾患："初起如恶核，渐大如拳……如迟至大如升斗，仍如石硬不痛，又曰，久患现红筋则不治。"同时提示了该病进展快且预后差。

现代许多中医专家对淋巴瘤的病因认识主要集中在"虚、痰、滞、瘀、毒"这几个方面。林氏认为该病以正虚为本，正虚而导致脏腑、气血、阴阳失调，痰浊、水湿、气滞、瘀血、癌毒互结形成本病。朴氏等认为该病以肺脾肾俱虚为本，痰毒郁结为标，亦有近代学者认为该病是以机体的正气亏虚和脏腑的阴阳失调为基础，主要病机是脾肾功能受损，而核心在于产生癌毒。

王昌俊教授认为淋巴瘤是阴阳失调，脏腑功能障碍，导致痰瘀毒内结于脏腑、腠理等处而形成，其中要重视正虚和痰凝两方面。"百病皆因虚所致""无痰不成核"，淋巴瘤的正虚常表现在脾肾亏损，痰的产生则与肺脾肾功能失调而痰浊内生导致，是"恶核"形成的重要因素。

二、辨治要点

不同病理类型淋巴瘤的临床症状和预后都有所不同，王昌俊教授强调辨证要把握好"正虚"和"痰凝"两方面。

1. 正虚辨证 《备急千金要方》曰："夫众病积聚，皆起于虚，虚生百病。"指出了正气亏虚往往是疾病发生发展的根本因素。《外证医案汇编》曰："正气虚则成岩。"更点明了正虚是积聚癌肿形成的基础。但正虚的类型有多种，淋巴瘤的患者则以脾肾阳虚和肝肾阴虚多见。

脾肾阳虚患者主要表现为神疲乏力、面色㿠白、腰膝疲软、纳差、眠差、自汗盗汗等，多有舌淡暗、有齿痕，苔薄白，脉细弱。治疗上以健脾补肾为主。肾为先天之本，王昌俊教授认为淋巴瘤这类血液系统、免疫系统异常的患者常有先天不足，故补肾是重要治法。脾胃为后天之本，气血生化之源。部分胃肠来源的淋巴瘤和部分接受了化疗的患者常有脾胃受损，所以治疗上健运脾胃是另一个重点。所以，脾肾功能受损，导致气血生化无源，脏腑失养，治疗上应以补肾健脾为要点。

肝肾阴虚的患者主要临床表现为潮热盗汗、口干咽燥，可有腰酸膝软、头晕耳鸣、胸闷等症状，多有舌红少苔，脉沉细。治疗上以滋养肝肾为主。肝肾阴虚是许多晚期肿瘤患者常见的辨证分型，王昌俊教授强调这类患者不能再过度攻伐，亦不可一味补益，应固护阴液，养肾水，滋肝阴，体阴用阳。

2. 痰凝辨证 "无痰不作祟""凡人身上中下有块者，多属痰""气不得通，为痰，为食，皆邪正相搏，邪既胜，正不得制之，遂结而成块"。王昌俊教授认为"痰"是淋巴瘤形成的重要因素，许多淋巴瘤患者都有"痰"的表现，临床上根据发病部位，表现也不同，可出现胸胁胀闷、反复咳痰、大便黏腻及浅表淋巴结肿大等症状，治疗上以行气化痰为主。

"痰"可化热、可夹瘀，治疗热痰用葶苈子、鱼腥草、败酱草等；治疗痰瘀加南星、半夏，以及守宫、僵蚕等虫类药。王昌俊教授认为淋巴瘤患者中许多表现为痰湿与瘀血胶结凝聚，这种顽痰常常需要运用生半夏等化痰散结力强的药物，又要配合通达走窜的土鳖虫、地龙等虫类药才能达病所，以及使其消散。

三、医案举隅

患者赵某，女，41 岁。初诊日期：2022 年 2 月 15 日。

现病史：患者于 2017 年 7 月发现颈部多发淋巴结肿大，未予重视。2018 年 10 月，发现腋窝、腹股沟多处淋巴结肿大，就诊于外院，经 PET-CT 检查及淋巴结活检确诊为套细胞淋巴瘤，遂行化疗 6 个疗程（具体不详），后患者病情进展，予伊布替尼治疗，现为求中医药治疗来诊。患者诉疲劳，四肢乏力感，自觉四肢冰冷，腹冷、腰酸、腰痛，咽部不适，喉中有痰难咳出，自觉烦闷，睡眠差，难入睡，口干口苦，胃纳差，大便偏硬，排便无力感，舌淡，舌尖红，舌体双侧有瘀点，苔薄中心稍黄腻，脉沉。

诊断：淋巴癌。

辨证：阴阳两虚，痰瘀互结。

治法：补益阴阳，祛瘀化痰。

处方：熟附子 10g，白术 30g，当归 20g，生地黄 30g，黄芪 30g，杜仲 15g，生半夏 20g（先煎），姜半夏 15g，猫爪草 15g，薏苡仁 60g，山慈菇 10g，制南星 10g，蛤壳 30g，僵蚕 10g，地龙 10g，牡丹皮 30g，桃仁 10g，茺蔚子 20g，赤芍 15g，郁金 15g，莪术 20g，代赭石 30g，玄参 30g，砂仁 10g，炒麦芽 30g，甘草 10g。7 剂，加 5 片姜与生半夏先煎 40 分钟后，再入余药煎 30 分钟，日 1 剂，分早晚 2 次服用。

上方连续服用 7 剂后，疲劳、肢冷、乏力等症状均明显改善，后长期门诊治疗，病情稳定，随诊至今。

按语：患者为中年女性，淋巴瘤综合治疗后进展，出现疲劳、乏力、四肢冰冷、腰酸腰痛、咽部不适、喉中有痰、烦闷等临床症状，可从"正虚"与"痰凝"两方面来看。疲劳、乏力、四肢冰冷、腰酸腰痛、纳差等为阴阳两虚的表现，咽部不适、喉中有痰、烦闷及淋巴瘤是痰的表现。结合舌脉，辨证为阴阳两虚、痰瘀互结证，治当补益阴阳、祛瘀化痰。方中用熟附子、白术、当归、生地黄、黄芪、杜仲等补益气血阴阳，以达扶正之功。从"痰"论治淋巴瘤，方中重用半夏、南星、猫爪草、山慈菇、蛤壳等化痰、散结之品，其中又以生半夏独具特色，王昌俊教授认为生半夏化痰散结之力强，而制半夏则相对功效平平，只需要合理的配伍和煎煮即可减毒并发挥独特疗效。佐以虫类药物僵蚕、地龙，取其血肉有情之品的灵动之性深达病所，助化痰散结之力。痰易与瘀血蕴结而胶着难除，故在化痰的同时亦强调化瘀，牡丹皮、桃仁、茺蔚子、赤芍、郁金、莪术取其行气活血化瘀之功。加代赭石以平肝除烦安神，玄参改善咽喉症状，砂仁、麦芽健脾化湿助脾运化，甘草调和诸药。阴阳气血同补，从痰从瘀除邪，故而取得较好的临床疗效。

第四章

肿瘤并发症临证心得

第一节　肿瘤发热

发热是肿瘤患者最常见的症状之一，其病因可分为感染和非感染两大类。感染性发热多表现为高热，通过抗感染治疗，症状大多可以得到改善。非感染性发热主要指肿瘤热，由肿瘤坏死组织或肿瘤代谢产物自身吸收引起，呈持续低热状态，多见于午后、傍晚，现代医学以退热等对症治疗为主，而中医药治疗更具有特色与优势。

一、病因病机

肿瘤的发生发展是长期脏腑功能失调，在正虚的基础上，或复感外邪，或情志不畅，内生痰湿、瘀血、热毒交结，蕴生癌肿，癌肿又反之损耗人体正气。肿瘤发热与正气亏损密切相关。"阳虚生外寒，阴虚生内热。"肿瘤形成后阴阳俱损，是出现肿瘤发热的重要因素。肿瘤发热患者常有午后发热等阴虚内热表现，又有热退时怕冷乏力等阳虚外寒症状。陈氏提出这种寒热虚实表里错杂的发热证型是阴阳两虚外邪深伏造成的。罗氏认为本病正虚以脾肾两虚最为常见，脾虚则运化水谷功能失司，水湿停留，湿郁化热，湿热交阻则见身热不扬，汗出热不退。

王昌俊教授认为肿瘤发热主要是内伤发热，与外感发热不同，其病机以本虚为主，虚实夹杂，为气虚津液瘀滞不通而病久化热。正虚为气、血、阴、阳虚损，邪实为痰湿、瘀血、热毒蕴结。

二、辨证论治

患者体质、病邪、病位、病性、病势、病机等不同，临床表现均会有所偏倚，使得肿瘤发热的辨证复杂，王昌俊教授强调主要把握三个方面的辨证要点。

1.辨虚实　肿瘤发热治疗上常先辨虚实，常见的实证主要包括痰湿、瘀血、热毒、气滞四证；虚证主要包括气虚、血虚、阴虚、阳虚四证。内伤发热虽以虚证者多，但也有虚实夹杂。因虚致实及邪实伤正者，则可以既有正虚，又有邪实表现。

2.辨轻重缓急　内伤发热的病机纷繁复杂，症状也差别很大。而热象常可作为辨证的一个参考标准，也是对肿瘤患者病情轻重缓急的提示。如一部分长期慢性发热患者，突发出现高热不止、饮食不入、四肢逆冷等症状，应警惕是否为厥逆之证，治疗方案亦要随之调整，轻重缓急不同，治疗重点自然不同。

3.辨病种　在病位上，不同癌种的肿瘤热表现也各有特点，肿瘤发热的辨证应与辨病相结合。

（1）肺癌发热：肺癌以咳嗽、咳痰、咯血、胸痛、气促为主要表现，属于中医"肺积""肺痈"等范畴。肺癌的形成多是正气内虚，复感外邪，导致气机不畅，肺失宣降，痰浊瘀毒内结于肺所致。肺癌患者的肿瘤热多处在非急性期，主要症状为咳嗽少痰、气逆气促、咽干、胸闷心烦，相较于感染性发热时高热、咳大量浓痰不同，以气阴亏虚、肺失宣降为主要表现，治疗上以益气养阴、宣肺除烦为主。

（2）肝癌发热：肝癌以胁痛、腹胀、腹水、黄疸等为主要表现，属于中医"黄疸""臌胀"等范畴。肝癌的形成多与肝脾肾功能失调相关，虚实夹杂，虚以脾气虚、肝肾阴虚为主，实证则多为气滞血瘀湿热。肝癌的肿瘤热患者常以肝肾阴虚为主要表现，这类患者主要临床表现为口干口苦、黄染、胁肋部闷痛、腹水，以午后中低热多见，纳差，便秘或便溏量少，治疗上在健运脾气的同时，重点是固护肝肾之阴津。

（3）肠癌发热：肠癌以腹痛、腹胀、便秘、便血等为主要表现，属于中医"腹痛""锁肛痔"等范畴。"六腑以通为用"，肠癌的形成多与肠腑传导功能失调相关，因湿热瘀毒蕴结，肠道气滞不通，久则变生本病。肠癌患者的肿瘤热常与湿热瘀毒内蕴相关，故多有腹痛及大便性状或习惯改变，伴有发热、消瘦等症状。虽有本虚，但标症亦明显，治疗上常需重视行气化湿、祛瘀解毒。

三、医案举隅

患者姚某，女，44 岁。初诊日期：2022 年 9 月 19 日。

现病史：患者 10 余年前发现右侧乳房肿物遂至我院乳腺科就诊，予手术治疗，病理诊断为乳腺浸润性癌，术后行同步放化疗及内分泌治疗。2020 年患者因左侧腰骶部疼痛行 MRI 检查，提示腰骶椎、盆骨、左侧股骨多发转移瘤，遂于骨肿瘤科行活检术，自述病理提示转移性分化差的癌，治疗方案调整为阿贝西利联合氟维司群治疗。近 2 年来患者反复低热，现为求中医药治疗来诊。患者诉低热，体温波动在 37.5 ～ 38.2℃之间，午后及夜间明显，疲劳，四肢乏力感，自觉四肢冰冷而手心热，时有头晕，昏沉感，非天旋地转，腰痛，左髋部疼痛，喜热敷，自觉喉中有痰难咳出，食欲较差，时有呃逆反酸，睡眠差，难入睡，口干，无口苦，大便成形，排便无力感，每次量少，面色萎黄，舌淡暗，苔薄白，脉细。

诊断：肿瘤发热。

辨证：气血亏虚。

治法：益气补血。

处方：黄芪 30g，当归 10g，白术 30g，北沙参 30g，肉苁蓉 30g，狗脊 20g，骨碎补 20g，代赭石 15g，柿蒂 20g，砂仁 10g，炒麦芽 15g，紫苏叶 5g，枳壳 10g，土鳖虫 5g，芫蔚子 20g，荔枝核 20g，莪术 20g。共 7 剂，日 1 剂，分早晚 2 次服用。

二诊：上方连续服用 7 剂后，患者低热症状改善，局限在午后及夜间体温稍高，自觉疲劳及四肢冰冷感仍较明显。加生半夏 15g，茯苓 30g，熟附子 5g。共 7 剂，加 5 片姜与生半夏先煎 40 分钟后，入余药再煎 30 分钟，日 1 剂，分早晚 2 次服用。配合中药涂擦腰部及左髋部，改善局部疼痛。

三诊：已无明显发热，疲劳及四肢冰冷感改善，继续中医内外结合治疗。之后患者长期维持中西医结合治疗至今。

按语： 患者为中年女性，乳腺癌综合治疗后发现骨转移，反复出现低热，体温波动在 $37.5 \sim 38.2℃$ 之间，午后及夜间明显，无高热，且发热症状反复，无伴发咳嗽咳痰、腹痛腹泻等不适，考虑为肿瘤发热。同时患者伴有疲劳、乏力、四肢冰冷、面色萎黄等气血亏虚表现，结合舌脉，考虑肿瘤热与肿瘤长期消耗导致的气血亏损相关，辨证为气血亏虚证，治当益气补血为主。方中以黄芪、当归补气养血为君，佐以白术健脾，沙参养阴，肉苁蓉、狗脊、骨碎补三者补肾，肉苁蓉助排便之力，狗脊擅长强腰止痛，骨碎补强于疗骨伤。土鳖虫、茺蔚子、荔枝核、莪术行气活血逐瘀，气血行而气血可新生，气血行而邪热能清退，气血行而癌肿可消散。初诊时以补益法为主，除热疗效尚可，考虑患者受癌邪内伤已久，以扶正为主的同时亦不能忘抗癌，二诊时增附子温阳、茯苓健脾以扶正的同时，增生半夏化痰散结以攻邪。

第二节　恶性腹水

一、病因病机

恶性腹水是指恶性肿瘤引起的过量积聚在腹腔的液体，是众多恶性肿瘤晚期比较常见的临床症状，多发生于肝癌、卵巢癌、结直肠癌、胰腺癌等。发病率男性与女性亦有区别，男性以消化系统癌症为主，女性以生殖系统癌症居多。无论男性或女性患者，存活期均不长，一年生存率小于10%，而患者的预后与原发恶性肿瘤情况密切相关。目前临床上治疗恶性腹水的手段主要有利尿、腹腔穿刺引流、腹腔静脉分流术、腹腔内药物灌注治疗等，可以短暂减轻患者症状，但难以从源头解决问题，因此治疗甚是困难。

从中医的角度，恶性腹水属于"臌胀""水肿""痰饮"等范畴，《灵枢》中即指出"臌胀"为中医四大难症之一。中医古籍提出恶性腹水的产生与气、血、水三者的异常密切相关，以至于有气臌、水臌、血臌的分类。《医碥·肿胀》提出："气血水三者，病常相应，有先病气滞而后血结者，有先病血结而后气滞者，有先病水肿而血随败者，有先病血结而水随蓄者。"《医门法律·胀病论》提出："胀病亦不外水裹、气结、血瘀"而"凡有癥瘕、积块、痞块，即是胀病之根，日积月累，腹大如箕，腹大如瓮，是名单腹胀。"则更加明确肿瘤可引起腹水。

王昌俊教授认为，恶性腹水由于肿瘤类型不一，因此病机相对复杂，常表现为虚实夹杂，同时需明确气、血、水三者关系，治疗上宜标本兼顾，分辨虚实，辨明气滞、血结、水蓄的主次关系，采用补虚泻实的方法。

二、辨证论治

王昌俊教授根据临床经验，将恶性腹水的中医辨证治疗分为虚实两大类，实证主要包括气滞血瘀、湿热蕴毒，痰湿蕴结，虚证主要包括脾肾亏虚、气阴两虚。针对实证的治疗原则有活血祛瘀，清热解毒利湿，理气化痰散结。针对虚证的治疗原则有健脾益肾，温阳，益气养阴。

1. 气滞血瘀证

症状：腹大胀满，胁腹刺痛，疼痛拒按，面色黧黑，唇色紫暗。舌紫红或紫暗有瘀点，苔黄，脉弦涩。

治法：理气活血祛瘀。

方药：蜈蚣、地龙、土鳖虫、莪术、预知子、三七、赤芍、苏木、厚朴、郁金、香附等。

2. 湿热蕴毒证

症状：腹大坚满，烦热口苦，渴不欲饮，或目黄肤黄小便黄，大便黏腻。舌红，苔黄或黄腻，脉弦滑数。

治法：清热解毒，利水祛湿。

方药：忍冬藤、白花蛇舌草、连翘、白茅根、水牛角、钩藤、猪苓、薏苡仁、车前子、山慈菇等。

3. 痰湿蕴结证

症状：腹部膨隆，痞满呕恶，或形体肥胖，或见包块。舌淡，苔白滑或腻，脉滑。

治法：健脾化痰，利水祛湿。

方药：半夏、砂仁、泽泻、猪苓、车前子、薏苡仁、玉米须等。

4. 脾肾亏虚证

症状：腹大胀满，面色蜡黄或㿠白，胸胁满闷，食少纳呆，形寒肢冷，腰膝酸软，或下肢浮肿。舌淡胖，苔白，脉沉弱。

治法：益气健脾，温阳补肾。

方药：黄芪、茯苓、白术、党参、砂仁、红参、牡蛎、杜仲、桑寄生、鹿角霜、桂枝、附子等。

5. 气阴两虚证

症状：腹大满闷，气短懒言，倦怠乏力，口干欲饮或五心烦热。舌红，苔少，脉细弱。

治法：健脾益气养阴。

方药：黄芪、北沙参、党参、茯苓、白术、阿胶、麦冬、枸杞等。

三、辨治要点

临床上辨证过程中，王昌俊教授认为要充分考虑现代医学手段对疾病的影响。对于恶性肿瘤的治疗，尤其已经发展到出现恶性腹水的阶段，绝大部分患者均接受过化疗、放疗、手术等治疗手段，因此在辨证的同时，应结合考虑患者处于现代医学治疗的哪个阶段，比如化疗后，可能出现骨髓抑制，辨证时应考虑以虚证为主；放疗后，辨证时应考虑局部燥热情况；手术后，手术治疗耗气伤血，辨证时应考虑气血的情况。

辨证用药过程中，王昌俊教授针对恶性腹水的治疗尤善用中药阿胶。阿胶性味甘平，具有补血止血、滋阴润燥的功效，除了辨证用药，王昌俊教授在腹水治疗中对其的善用，还考虑到阿胶的现代研究，即王昌俊教授的"以胶补胶"理论。现代医学提出发生腹水的重要成因之一是血浆胶体渗透压降低。恶性肿瘤患者摄入减少，机体合成蛋白能力下降，导致血浆蛋白减少，进而血浆胶体渗透压降低，大量液体渗出腹腔形成腹水。而根据现代医学研究，阿胶的主要成分分解后可得到明胶、蛋白质和多种氨基酸，具有对抗病理性血管通透性增加的作用，能有效减少血浆渗出，因此阿胶一定程度上能为血浆补充"胶体"，从而抑制了血浆胶体渗透压的降低，进而减少腹水生成。

恶性腹水辨证治疗过程中，王昌俊教授亦主张内外治兼顾。中医外治法历史悠久，中药通过皮肤、黏膜等途径透入机体，达到一定的治疗效果。近年来在肿瘤治疗领域，中医外治法在抑制肿瘤生长、缓解癌痛、减少腹水等方面取得良好疗效。针对恶性腹水的治疗，王昌俊教授常用冰片、芒硝、大黄、甘遂、地龙、土鳖虫等药物，予患者打粉外敷于腹部或患处，能有效地抑制腹水生成，加速腹水的消退。

四、医案举隅

案一 患者李某，女，34 岁。初诊日期：2021 年 1 月 5 日。

现病史：患者于 2018 年 10 月确诊肝恶性肿瘤，进行了手术切除治疗。2019 年 9 月复查核磁考虑肿瘤复发，并于 10 月行介入治疗。2020 年 8 月复查核磁提示肿瘤增大，腹水，口服仑伐替尼治疗至今。就诊时症见：倦怠腹胀，胸胁部时有疼痛，牙龈出血，二便正常，月经既往不规则，月经量少、色黑，舌淡胖有瘀斑，苔白滑腻，脉沉细弱。

诊断：肝癌合并腹水。

辨证：脾气亏虚，痰瘀互结。

治法：健脾利湿，祛瘀化痰。

处方：太子参 30g，蒲公英 30g，姜黄 20g，北沙参 60g，茯苓 60g，麸炒白术 30g，醋莪术 30g，郁金 15g，海螵蛸 30g，甘草片 10g，薏苡仁 60g，鸡内金 15g，生半夏 10g，紫苏叶 5g，三七粉（冲）6g，茜草 10g，连翘 10g，枸杞子 30g，阿胶（烊化）9g，砂仁 5g。7 剂，水煎服，日 1 剂，分早晚 2 次服用。

二诊：腹胀改善，月经量少，色黑，牙龈已无出血，胃纳一般，睡眠欠佳，入睡困难，间中口干口苦，舌淡有瘀，苔白滑，脉细滑。上方去三七粉，加杜仲 15g，白背叶根 30g，射干 10g。14 剂，水煎服，日 1 剂，分早晚 2 次服用。

三诊：月经量色均有改善，无口干口苦，倦怠，睡眠仍欠佳，入睡困难且易醒，舌淡暗，苔白滑，脉细滑弱。上方去苏叶、连翘、白背叶根、射干，加黄芪 30g，醋鳖甲 15g，牡蛎 15g。14 剂，水煎服，日 1 剂，分早晚 2 次服用。

其后患者坚持中医门诊治疗，以健脾利湿、祛瘀化痰为法随证加减，症状明显改善，定期复查甲胎蛋白呈下降趋势，腹水未见明显增多。

按语：患者为肝癌术后复发，病程属晚期。考虑脾为中焦，气血的运行及津液输布均有赖于脾功能发挥正常。脾气亏虚，津液输布异常，易生痰湿；痰湿阻络，气血运行不畅则瘀毒积聚。因此首方以四君子汤之意健脾益气；半夏、砂仁、薏苡仁祛湿化痰；姜黄、莪术、郁金、三七、茜草以活血祛瘀，止血止痛；蒲公英、连翘清痰瘀及郁久之热；北沙参、枸杞、阿胶益气养阴，以防燥湿太过伤阴，同时利于腹水减少，充分体现王昌俊教授"以胶补胶"理论。

案二　患者叶某，男，71 岁。初诊日期：2020 年 11 月 5 日。

现病史：2020 年初确诊肝恶性肿瘤后，先后进行了 3 次肝癌介入治疗，以及 6 次射频消融手术。10 月 22 日复查 CT 提示：肝左叶恶性肿瘤较前增大，新见肝内及腹膜多发转移，腹水。就诊时症见：腹部疼痛，胀满不适，纳差，呕呃，小便急迫，大便畅，腿部水肿，舌淡胖暗，边红，根部苔白厚腻，尖部苔少，脉细。

诊断：肝癌腹膜转移伴腹水。

辨证：阴虚血瘀，痰湿蕴结。

治法：养阴化瘀，祛湿化痰。

处方一：北沙参 30g，麸炒白术 30g，大腹皮 10g，代赭石 15g，白茅根 30g，生半夏 10g，茯苓 30g，猪苓 20g，泽泻 20g，柿蒂 10g，紫苏叶 10g，地龙 10g，蒲公英 30g，预知子 15g。7 剂，水煎服，日 1 剂，分早晚 2 次服用。

处方二：冰片 5g，芒硝 10g。7 剂，日 1 剂，打粉外敷于双腿水肿处。

处方三：地龙 10 包，大黄 10 包，土鳖虫 3 包。7 剂，日 1 剂，滚水冲溶，湿敷于腹部。

二诊：腿部水肿缓解，腹水减少，食欲减退，上周行 2 次射频消融手术，现腹胀、腹痛，半夜加重，心中烦热难眠，舌淡胖暗，舌边红，根部苔白厚腻，尖部苔少，脉弦数。上方基础上加入连翘 10g，黄连 3g，莪术 10g，桂枝 10g，附子 10g，郁金 15g，延胡索 15g，砂仁 10g。7 剂，水煎服，日 1 剂，分早晚 2 次服用。外用方守前。

三诊：现腹胀减轻，仍有腹痛，半夜尤甚，小便黄，舌淡胖暗，舌边红，根部苔黄厚腻，尖部苔少，脉细数。上方去桂枝、附子，加白芍 15g，鸭脚艾 30g，白背叶根 30g。14 剂，水煎服，日 1剂，分早晚 2 次服用。外用方继续守前。

其后患者坚持中医门诊就诊，目前病情控制稳定。

按语：此病例为肝癌并肝内及腹膜多发转移伴有腹水的患者，首诊辨证考虑为阴虚血瘀、痰湿蕴结，以北沙参、白茅根养阴生津；白术、大腹皮、半夏、茯苓、猪苓、泽泻健脾利水，祛湿化痰；苏叶、地龙、预知子理气活血化瘀。二诊时患者近期接受过射频消融治疗，出现郁热症状，以桂枝、附子温补阳气以扶正，同时加入连翘、黄连、莪术、郁金以清热解毒，化瘀散结，以防温阳太过，以及缓解痰瘀郁久之热。三诊时患者腹痛腹胀症状改善，热象较前明显，因此去桂枝、附子，加入鸭脚艾和白背叶根清热祛湿，凉血活血，白芍辅助延胡索增强止痛效果。整个疗程中中药外敷贯穿全程，能有效地缓解水肿，减少腹水，减轻腹胀，充分体现了王昌俊教授内外治兼顾的治疗理念。

第三节　癌痛

一、癌痛的概述

　　癌痛是晚期恶性肿瘤常见的症状之一。癌痛的治疗不仅能改善患者的生存质量，也能提高抗肿瘤治疗的疗效。中医学认为"不通则痛""不荣则痛"，是对疼痛病因的高度总结。而癌症疼痛，与具体病种、病因病机息息相关。如"肝积""噎膈""瘿瘤""骨痹"等，多以局部疼痛为主要症状，正如《难经》所云："积者阴气也，其始发有常处，其痛不离其部，上下有所始终，左右有所穷处。"《济生方·噎膈》亦提到癌痛与部位的关系，"其为病也，令人胸膈痞闷，呕逆噎塞，妨碍饮食，胸痛彻背。"而不同病因病机所致疼痛临床表现亦有差别，"痛而胀闭者多实，不胀不闭者多虚；喜寒者多实，爱热者多虚；饱而甚者多实，饥而甚者多虚；脉实气粗者多实，脉虚气虚者多虚。"

二、辨证思路

　　王教授认为癌痛在临床上虽与疾病的种类相关，病因复杂，但病机不外乎"不通则痛""不荣则痛"两类。"不通则痛"为实痛，为外邪内伤，邪正相争而致脏腑经络功能失调，气机紊乱、血运不畅、经脉瘀阻、寒凝闭塞所致。"不荣则痛"多为虚痛，多见于疾病日久、脏腑功能虚衰、气血津液亏虚，经脉、脏腑无以荣养者。王教授在处方用药时，强调整体观念，重视辨证与辨病相结合，治则上重视提邪而出、攻而散之，治法上灵活运用"汗、下、清、和、补"诸法，治疗方式采取内服加外用的模式。

1. 整体观念，辨证与辨病相结合 整体观念是中医学认识疾病的重要观点。癌痛虽为临床主症，但究其病因，乃与脏腑功能失调、邪正虚实相关。实证与肝、脾、肺三脏相关，病因为外感六淫、七情内伤而致脏腑损伤，脾失健运、肺失通条宣降、肝失疏泄而致气机紊乱、气滞血瘀、痰湿内阻、痰热互结，最终阻遏气机、闭塞经脉、留驻脉络、积于脏腑，形成癌症，表现于局部则为"不通则痛"。虚证病位在肺、脾、肾三脏，脏腑功能低下，先后天无法互补、气血无以化生、全身经络脏腑得不到滋养，则出现"不荣则痛"。因此王教授临证处方时重视"患者－肿瘤－疼痛"三者的辨证关系，因人制宜，从患者个体情况出发，辨病为先，从病辨证，病证结合，灵活使用中药，标本兼顾，达到止痛的作用。

2. 攻补兼施，因势利导 在癌痛的治则方面，王教授强调要攻补兼施、因势利导。实性癌痛多与病理产物，如顽痰、瘀血等阻遏经脉气机相关，非竣药不能攻之。攻邪之法多以"汗、下、清"为主，同时需积极顾护正气，为攻邪打好基础。如临床治疗肝癌癌痛患者时，王教授常以蜈蚣、僵蚕、土鳖虫等虫类药破血消癥等，虫类药辛香走窜，活血祛瘀定痛之功强，现代药理学也提示其有镇痛功效，然用之亦有损伤正气的不良反应。而肝为刚脏，体阴而用阳，辛温攻伐之品易损肝阴，故常配以柔肝疏肝之品，如白芍、预知子、郁金等，正如叶天士所言"养肝之本，即可柔肝之用"。在临床治疗肺癌癌痛患者时，王教授常以天南星、生半夏化顽痰。"肺为储痰之器"，而"百病多有痰作祟"，肺为娇脏，辛香化痰之余易损伤肺阴，临证多佐以沙参、麦冬、山茱萸等滋养肺阴，金水相生。王教授认为癌痛治法要攻补兼施、提邪而出与攻而散之相结合，在顾护好脏腑正气的同时，既应用芳香走窜、通经活络止痛的药物，意在"率领群药，开腠理行滞，直达其所，拔病外出"，又应使用活血化瘀止痛中药对癌毒攻而散之。

3. 重视中医外治法　中医外治法由来已久，正如吴师机在《理瀹骈文》中提到："外治之理，即内治之理；外治之药，即内治之药。所异者，法耳。医理药性无二，而法则神奇变化。"中药外敷也是运用传统中医理论来指导临床治疗。中医药外敷可由表入里、直达病所，起到活血祛瘀、消肿止痛的作用。王教授认为在癌痛治疗方面，外敷与内服药的目的皆为使局部癌毒提而出之、攻而散之。故王教授在上述中医理论体系指导下，首先研制出蟾冰膏，在此基础上进一步研制出丁芪止痛贴。丁芪止痛贴是根据中医理论"不荣则痛""通则不痛"，选用丁香、黄芪、鸡血藤、乳香、没药、冰片、生川乌、生草乌、生天南星等药物，具有化瘀散结抗癌、养筋通络止痛之功效，临床疗效满意。

三、医案举隅

患者叶某，男，71岁。初诊日期：2020年11月5日。

现病史：肝癌综合治疗1年就诊。既往因确诊肝癌行3周期介入治疗及6个疗程消融治疗。就诊时肝区疼痛，腹胀，下肢浮肿，纳差，小便急，大便难解，舌体胖大色暗红，苔白厚，脉细。

诊断：肝癌。

辨证：气阴两虚，痰瘀热结。

处方一：北沙参 30g，麸炒白术 30g，大腹皮 10g，代赭石 15g，白茅根 30g，生半夏 10g，茯苓 30g，猪苓 20g，泽泻 20g，柿蒂 10g，紫苏叶 10g，地龙（甘草泡）10g，蜈蚣 2 条，蒲公英 30g，预知子 15g。3 碗水煎至 8 分，温服，每日 1 剂，7 天。

处方二：冰片 5g，芒硝 10g。打粉，外敷于腹部，每日 1 剂，7 天。

处方三：丁芪止痛贴外敷肝区。

二诊（2020 年 11 月 12 日）：腹胀痛减轻，腿部水肿缓解，纳差，小便急迫，大便调，舌体淡胖色暗红，舌尖苔少，根部苔白厚腻，脉细。

处方一：北沙参 30g，麸炒白术 30g，大腹皮 10g，代赭石 15g，白茅根 30g，生半夏 10g，茯苓 30g，猪苓 20g，泽泻 20g，柿蒂 10g，紫苏叶 10g，地龙（甘草泡）10g，蒲公英 30g，预知子 15g，连翘 10g，黄连片 3g，醋莪术 10g。3 碗水煎至 8 分，温服，每日 1 剂，7 天。

处方二：冰片 5g，芒硝 10g。用法：打粉外敷于腹部，每日 1 剂，7 天。

处方三：丁芪止痛贴外敷于肝区。

三诊后患者腹痛减轻，腹水、下肢浮肿基本消退，胃纳改善。再原方加减调理 2 月余，病情稳定。

按语：王教授认为，癌痛的治疗当"辨病－辨证－患者"相结合，根据患者的个体情况，病证结合。该患者为肝癌，乃痰瘀互结于肝，故见肝区疼痛。既往接受多种西医学治疗，正气亏虚，脾气亏虚，运化不利，痰瘀化热，耗损气阴，故见纳差、身肿、二便不利。初诊方中用沙参、白术益气养阴，厚朴、代赭石、柿蒂降气通腑化浊，生半夏化顽痰，是王教授治疗肿瘤疾病喜用的药物，生半夏功专力强，经煎煮功效不减而不良反应减轻，为化痰之妙药。虫类药既为血肉有情之品，又擅长破血行气消痕，为定痛常用药物。另用丁芪止痛贴外敷于肝区，配合以扶正为主的内服中药，共奏直达病所、提邪而出的功效。

第四节　恶病质

症恶病质是肿瘤晚期患者常见的并发症，此时手术、放化疗、靶向治疗等都难以开展，攻之困难、虚不受补，是导致死亡的主要原因之一。目前对恶病质并没有明确的定义，一般认为为持续性骨骼肌质量流失的多因素综合征，其病理生理学特点是摄入量减少、代谢异常，导致蛋白质分解，打破了合成平衡。公认的恶病质诊断标准以体质量和体质量指数（BMI）为主要观察指标，即 6 个月内肿瘤患者非意愿性体质量降低 > 5% 或 BMI < 20kg/m^2 伴体质量降低 > 2%；或者四肢骨骼肌质量指数（ASMI）< 7.26kg/m^2（男）或 < 5.45kg/m^2（女）伴体质量降低 > 2%。西医治疗通常以营养支持治疗为主，包括胃肠外营养，也可使用如甲氧普胺、地塞米松、醋酸甲羟孕酮等药物，疗效一般。中医在肿瘤恶病质的治疗上优势明显。

一、病因病机

恶病质是肿瘤患者晚期常见的并发症，常见体重下降、厌食、疲劳、贫血、水肿等虚弱症状。中医理论中无"恶病质"这一病名，但《素问·玉机真脏论》有"大骨枯槁，大肉陷下，胸中气满，喘息不便，其气动形，期六月死"的记载；张仲景在《金匮要略·血痹虚劳病脉证并治》最先提及"虚劳"，其记载"五劳虚极羸瘦，腹满不能饮食……内有干血，肌肤甲错，两目黯黑"，均与恶病质的症状类似。故根据其临床表现及主要病机，"恶病质"可辨病为中医"虚劳"范畴。

近年来中医对恶病质病因病机认识逐渐丰富，总属虚实夹杂、本虚标实。其中以气虚为主，气虚痰湿、阴虚内热、气阴两虚、气滞血瘀、阴虚血瘀证多见。曾普华教授提出"癌毒致虚"的恶病质病机观，认为恶病质为本虚标实之证，"癌毒致虚"是恶病质的核心病机。罗玲教授等认为恶性肿瘤晚期，正虚邪实并存，病机虚实夹杂，但强调虚以"阴虚"为主，实以"血瘀"为主辨治晚期恶性肿瘤。夏孟蛟教授等认为恶病质乃机体阳气虚衰，无力祛除痰湿瘀毒等"寒性物质"，且日益增多，导致"寒湿入营"，心脾肾阳虚，进一步暗耗气血，周身失于濡养而发，其关键病机是"寒湿入营"。

王昌俊教授在前人理论基础上，结合其临床经验，认为恶病质的发生与脾、肾、肝三脏有密切关系。由于癌瘤侵蚀，耗伤人体正气，患者易产生悲观抑郁情绪，同时手术、放化疗、靶向治疗等现代医学手段的介入，虽然大大减轻了肿瘤本身的危害，但治疗副作用也不可避免，使得患者正虚则邪恋，脾失健运，肾气虚衰，肝气郁结，以致脾肾亏损，从而引起人体脏腑气血阴阳虚衰，痰、瘀、湿、毒等病理产物堆积最终发为本病。

二、辨证论治

据"虚则补之，损者益之"的治则，虚劳的治疗应以补益为主。《理虚元鉴》提出："治虚有三本，肺、脾、肾是也。肺为五脏之天，脾为百骸之母，肾为性命之根，治肺、治脾、治肾，治虚之道毕矣。"对恶病质的治疗，据近现代各医家经验总结，多以健脾益肾、化痰祛瘀为法。

王昌俊教授指出，临床上应根据气血阴阳虚损性质的不同，分别采取益气、生血、养阴、通阳的治法，选用方药同时要针对癌症的五脏病位，辅以祛瘀、化痰、利湿、解毒等祛邪治法以利正气恢复。王教授认为恶病质中医证型可分为气虚痰湿、气滞血瘀、气血亏虚、气阴两虚、脾肾阳虚五种证型。

1. 气虚痰湿证

症状：形体瘦弱，大肉近脱，纳差少食，气短乏力，疲倦懒言，胸闷咳嗽，脘腹胀闷，恶心呕吐，口淡不渴，面色萎黄或苍白。舌淡胖大边有齿痕，苔白腻，脉沉濡细。

治法：益气健脾化湿。

方药：以四君子汤合二陈汤加减。药用党参、白术、云苓、扁豆、苍术、莲子、砂仁、淮山、薏苡仁、桔梗、生半夏、陈皮、甘草等。若见纳呆胀闷，酌加山楂、麦芽、谷芽、鸡内金、厚朴等。

2. 气滞血瘀证

症状：形体消瘦，少气懒言，身倦乏力，纳差腹胀，局部疼痛，疼痛如刺，拒按，可有局部包块，可伴咳嗽、喘息、恶心呕吐、出血等，睡眠差，小便调，大便溏或便秘。舌紫淡暗，脉弦或涩。

治法：疏肝理气化瘀。

方药：以血府逐瘀汤、补阳还五汤等为主方加减。药用赤芍、莪术、丹参、川芎、桃仁、红花、柴胡为基础，头颈部肿瘤者，加僵蚕、蝉蜕、猫爪草；胸部肿瘤者，加半夏、枳壳、桔梗；腹部肿瘤者，加延胡索、香附、枳壳、川楝子等，酌加黄芪、党参。

3. 气血亏虚证

症状：形体消瘦，疲倦乏力，少气懒言，面色无华，头晕目眩，失眠心悸，纳差腹胀，大便烂。舌淡，苔薄白，脉虚弱或沉细。

治法：益气养血。

方药：常用八珍汤加减。药用党参、黄芪、白术、茯苓、枸杞、当归、白芍、熟地黄、川芎等。

4. 气阴两虚证

症状：形体消瘦，神疲乏力，口干，潮热盗汗，五心烦热，心烦易惊，心悸失眠，耳鸣耳聋，腰膝酸软，或干咳少痰，纳果。舌红，苔少或舌苔花剥，脉细数。

治法：益气养阴。

方药：常用参麦散合一贯煎加减。药用沙参、麦冬、党参、枸杞子、五味子等，临证时常常根据病位及气虚阴虚的偏重不同，配伍石斛、玉竹、乌梅等药物。

5. 脾肾阳虚证

症状：消瘦，纳果，食后脘腹胀满，形寒肢冷，腰膝酸软，疲倦乏力，全身浮肿，尿频或夜尿清长，大便溏薄。舌淡胖有齿痕，脉沉虚细。

治法：温补肾阳脾阳。

方药：方用理中汤合真武汤加减。药用党参、茯苓、白术、干姜或生姜、制附片、白芍、山萸肉、山药、鸡内金、谷芽、麦芽等。

三、辨治要点

1. 强调顾护脾胃是治疗恶病质的关键 虚劳虽分气血阴阳，因脾为"后天之本"和"气血生化之源"，有一分胃气，便有一分生机，胃气在，患者有胃口，各脏虚损恢复有望，故王教授在临证中尤为强调补益、调理脾胃。恶病质多为癌症晚期患者，各脏腑虚衰明显，病情复杂，此时用药更宜简单轻灵，以顾护脾胃为主。在补脾健脾方面，王教授尤为重视黄芪的应用，认为黄芪与人参相比，价廉而疗效相仿，能补一身之气，兼能升阳固表，特别适用于气虚的患者。其使用黄芪常在 30g 以上，以大补元气，健脾益肺，益气生血。

2. 用药注意阴阳互根 调节补益药的偏颇，补气补阳药不能过于温燥而伤阴津，补阴养血药勿过于滋腻而滞碍脾胃。如黄芪性偏燥，故常配伍沙参以制其温燥之性，以期益气而不伤阴，清润而不滋腻。在补益肾精肾气方面，常以杜仲、枸杞子合用，认为杜仲补肾阳肾气，而枸杞子补肾阴肾精，且两药同用补而不燥，阴中求阳，阳中求阴，可明显提高补肾之力。

3. 针对肿瘤原发病的治疗 不管在恶病质治疗的哪个阶段，都要始终不忘"癌"，将"祛邪"贯穿始终，在方中适当加入行气通腑、化瘀散结、祛湿解毒之品，攻补兼施，辨证与辨病结合，同时结合现代医学支持疗法，以利正气恢复。

四、医案举隅

患者李某，男，44 岁。初诊日期：2014 年 11 月 4 日。

现病史：患者因"肝癌综合治疗 1 年半余，发热、腹胀 2 周"入院。1 年半前因"消瘦 3 个月"至广东省人民医院就诊，行 PET-CT 示：巨块型原发性肝癌，肝右叶多发结节，恶性待排。后在外院行腹腔镜右肝癌 ALPPS 一期手术＋胆囊切除术及微波消融＋介入栓塞化疗。就诊时已行 5 个周期介入治疗及 9 个疗程消融治疗，近期检查发现肺、肋骨、胸椎多发转移。入院时反复低热 2 周，纳差腹胀，进食则恶心欲呕，干咳，胸肋、肝区疼痛，下肢浮肿，面色晦暗，消瘦乏力，小便急，大便难解，舌暗红，苔少微黄，脉细涩。

诊断：肝癌多发转移。

辨证：气阴两虚，痰瘀热结。

处方一：黄芪 60g，西洋参 10g，泽泻 20g，茯苓皮 30g，白茅根 30g，代赭石 30g，牡蛎 60g（先煎），蜈蚣 2 条，土鳖虫 5g，姜黄 10g，厚朴 10g，预知子 15g，甘草 10g，半边莲 30g，沙参 30g，水牛角 60g（先煎），生半夏 10g。

处方二：甘遂 10g，冰片 5g。研粉，调于面粉团中外敷于腹部，每天 1 次。

原方加减调治 10 天后患者无发热，腹胀减轻，腹水、下肢浮肿消退过半，胃纳改善，病情稳定出院。

二诊：2014 年 12 月 15 日，入院时腹胀如鼓，下肢重度浮肿，大便 5 天未解，纳差，消瘦，乏力，身目黄染，黄色晦暗，时咳嗽，痰少难咯出，胸肋、肝区疼痛加重，小便难解，舌暗红干，苔花剥，脉弦细涩。

处方一：西洋参 20g，新开河参 10g，枸杞子 15g，土鳖虫 5g，大黄 10g，茅根 30g，茯苓 30g，猪苓 30g，海螵蛸 15g，阿胶珠 6g，厚朴 10g。

处方二：厚朴 30g，柴胡 30g，大黄 60g，枳实 30g，芒硝 30g，莱菔子 30g。水煎灌肠，日 1 剂。

处方三：藿香 30g，吴茱萸 30g，槟榔 30g，厚朴 30g，大腹皮 30g，白芷 30g，冰片 5g。打粉，蜂蜜调后外敷于腹部，每天 1 次。

原方加减调治 2 周后，患者腹胀减半，大便通畅，胸肋、肝区疼痛配合芬太尼贴 4.2mg，一日 3 次，疼痛可忍受，胃纳较前增加，转下级医院继续营养支持治疗。

按语：该患者为肝癌术后多发转移，病属晚期，以姑息治疗、提高生存质量为主。首诊时以气阴两虚，痰瘀热结为主，治疗上以大剂量黄芪配合西洋参、沙参益气养阴，顾护正气，配合泽泻、茯苓皮、白茅根祛湿利水消肿，水牛角清热凉血。二诊时，气阴虚明显，西洋参、新开河参养阴益气生津。辨证用药过程中，王昌俊教授针对恶性腹水的治疗尤为善用中药阿胶。阿胶性味甘平，具有补血止血、滋阴润燥的功效，同时"以胶补胶"抑制腹水生成。方中适当加入行气通腑、化痰散结、祛湿解毒之品，攻补兼施，辨证与辨病结合，同时结合西医支持治疗，以利正气恢复。恶病质治疗过程中，患者服药困难，王昌俊教授更主张内外治兼顾，运用中医外治法，包括中药外敷、中药灌肠、针灸按摩等治疗手段。患者经辨证治疗，延长了生存期，提高了生活质量。

第五节 恶性肠梗阻

恶性肠梗阻是指由恶性肿瘤引起的肠梗阻，是晚期腹部及盆腔肿瘤常见并发症之一。患者多表现为腹痛腹胀、恶心呕吐、饮食受限，影响排气排便，常呈慢性进展、间歇性加重，严重者可发生肠壁缺血、肠穿孔等。恶性肠梗阻中许多患者无法进行手术治疗或无法通过手术获益，严重影响患者生活质量，预后差。现代医学保守治疗主要包括禁食禁水、营养支持、胃肠减压、抑制腺体分泌等，而对于这部分无法手术的保守治疗患者，中医药治疗具有其优势，尤其中医外治法彰显治疗特色。

一、病因病机

恶性肠梗阻并没有直接对应的病名，但有许多症状相似的记载，例如"大肠胀者，肠鸣而痛濯濯""阳明病，谵语，有潮热，反不能食者，胃中必有燥屎五六枚"等，可属于"便秘""腹痛""肠结"等范畴。结合古籍，古代医家主要将类似肠梗阻的症状归结于六腑之病，"腹痛有寒、热、食、血、湿、痰、虫、虚、实九般。"道出了该病病因的复杂性。现代医者寻求古训，结合自身临床经验也提出了各种不同的临床理论。如周氏提出"中焦壅滞，枢纽废弛"是主要病机，王氏认为恶性肠梗阻最主要的原因是正气虚弱，具有虚实并存的特点，以脾肾阳虚为本、浊邪内结三焦为标。

王昌俊教授认为，恶性肠梗阻为本虚邪实之病症。病位在肠，肠腑气滞是关键病机。本虚与肺脾肾密切相关，其中以脾胃为主，合并痰饮、湿浊、血瘀、热毒等标证，蕴结于肠道导致气机不畅、上下不通、受盛化物及传导糟粕功能失司。

二、辨证论治

王昌俊教授治疗恶性肠梗阻以"行气通腑"为基本原则，强调首先分寒热虚实，将治疗原则主要分成"温下"与"寒下"两大类，又根据患者的虚实情况攻补兼施。

1. 热结型

症状：腹痛剧烈、拒按，大便秘结，尿赤，可有发热，口干舌燥。脉弦滑或沉紧，苔黄燥。

治法：以泻热攻下通腑为主要治疗原则，以承气汤类为基础方药。

方药：大黄 10g，枳实 10g，厚朴 15g，芒硝 10g，炙甘草 5g，白花蛇舌草 20g，半枝莲 10g。兼有瘀血者可加桃仁 10g，土鳖虫 5g 等；兼夹湿热者可加黄连 6g，黄柏 10g 等。

需要注意的是对于老年热结型患者应把握好通泻的程度，老年热结证患者，多有虚，不可过度攻伐而伤正，应适当益气扶正固本。

2. 寒结型

症状：腹痛，大便难排，喜温。脉沉迟，苔白腻。

治法：以温寒散结通腑为主要治疗原则，常在行气通腑药物的基础上配合温阳益气药物，如附子、干姜、党参等。

方药：枳实 10g，厚朴 10g，党参 20g，茯苓 20g，白术 15g，当归 10g，熟地黄 20g，大黄 3g，干姜 10g，肉桂 5g，巴戟天 15g。根据患者虚实偏倚加减调整。

寒结型患者多为素体亏虚，常因脾肾阳不足，寒邪积滞蕴结于肠道，故以温下法为主。

王昌俊教授认为，临床上恶性肠梗阻虽然大体分为"热结型"与"寒结型"两大类。但由于肿瘤患者的特殊性，基本存在虚实夹杂的表现，且临床辨证比普通肠梗阻更为复杂，应该抓住患者的主要矛盾遣方用药，并要时时不忘"抗癌"。如果只是一味"行气通腑"对于肿瘤患者很多时候是"治标不治本"，无法达到长远治疗目的，因此恶性肠梗阻，同样也要"辨病"治疗，针对不同的癌种，用药侧重点有所不同。同时，王昌俊教授强调了解恶性肠梗阻形成的原因，对于中医治疗思路也有重要提示意义。如肠腔内占位导致的恶性肠梗阻，发生于小肠最常见是淋巴瘤等，发生于大肠则以结直肠癌多见。肠腔外肿瘤压迫肠腔导致的肠梗阻则常见于腹腔转移瘤，肿瘤浸润肠神经丛等导致肠梗阻也是常见的原因。

王昌俊教授强调对于肠腔内占位导致的完全性肠梗阻患者，医生多要求禁食禁饮，这部分患者在使用汤药时也应该根据患者情况遣方用药，起初可从少量尝试，适当浓缩，同时加强针对肿瘤原发病的辨病治疗。相对于中药内服，王昌俊教授非常强调中医外治法的配合。

三、中医外治法

王昌俊教授治疗恶性肠梗阻非常注重中医外治法的运用，包括了中药外敷、中药灌肠、针灸治疗、推拿按摩等手段。

1. 中药外敷 中药外敷以行气通腑的方药为基础，亦分寒温。热证者以生大黄、大腹皮、枳壳、黄芩、黄连、黄柏等药物为主；寒证者以肉桂、吴茱萸、延胡索、厚朴等药物为基础，适当加入土鳖虫、地龙等虫类药物以通络走窜、善达病所。将外用药物辨证配伍后打成粉末，加入少量冰片，寒证者以温水调匀，热证者以凉水调匀后外敷。可以神阙穴为中心，根据患者肠梗阻的部位及程度决定用药范围，一般以 10～25cm 为宜，每次外敷大约 3 小时。

2. 中药灌肠 中药灌肠常用行气通腑、活血化瘀类药物，包括生大黄、枳壳、厚朴、芒硝、木香、大腹皮之类，配合赤芍、牡丹皮、川芎等。同时，针对热毒明显的患者，可增予白花蛇舌草、山慈菇、半枝莲、重楼等药物以清热解毒。灌肠汤药一般药量较大，煎煮浓缩成大约 300mL，用一次性灌肠管插入肛门，根据肿瘤部位停留管道并固定，以滴注的方式灌肠约 20 分钟。

3. 针灸治疗 针刺疗法是恶性肠梗阻主要外治法之一，常选用的穴位包括气海、关元、中脘、内关、足三里、三阴交等，所用手法主要为捻转手法，可配合电针增加局部刺激以增强疗效。对于寒证患者，艾灸尤为合适，取穴以神阙穴为主，有条件可选择隔姜灸、附子灸等加强行气散寒通腑作用。

4. 推拿按摩 恶性肠梗阻患者选择推拿治疗的时候务必要判断肠梗阻的具体情况。严重的完全性肠梗阻患者腹痛明显者，不建议给予推拿按摩，推拿按摩促进肠蠕动可能会加重腹痛。对于不完全性肠梗阻及肠道蠕动减弱的患者可适当进行腹部按摩。一般手法为：患者平卧，屈髋屈膝，医者用手掌从患者右腹至左腹进行按摩，每次持续约 10 分钟，按摩过程中应根据患者局部症状调整按摩手法，切忌力量过大，以免加重肠道负担和出现损伤。

晚期肿瘤患者恶性肠梗阻的发生率越来越高。虽有临床研究证实了姑息性手术治疗的疗效、安全性，但因手术的风险和术后并发症等仍存在一定争议，特别是对老年肠梗阻患者是否需要姑息手术治疗仍有不同的声音。针对不同类型的恶性肠梗阻，选择最为合适的治疗方式是迅速有效改善症状、提高患者生活质量的关键，目前对于本病临床上并无唯一的规范性治疗方案，选择何种治疗方法更多依据医者的临床经验。因此，如何针对患者的个体情况制定最合适的治疗方案是目前我们需要研究的临床问题，很多时候恶性肠梗阻需要多学科会诊后拟定治疗方案，而中医药治疗扮演着越来越重要的角色。

四、医案举隅

患者钟某，男，90 岁。初诊日期：2020 年 12 月 31 日。

现病史：患者 2018 年 6 月因大便习惯改变，于外院就诊，腹部 CT 检查发现降结肠肿块，后行手术治疗（具体不详），术后病理考虑腺癌。2020 年 10 月患者因反复腹胀腹痛就诊，复查腹部 CT 考虑肿瘤复发并不完全性肠梗阻。2020 年 11 月 1 日至我科诊治，诉疲劳，反复腹胀腹痛，可进食少量流质饮食，胃纳差，时有恶心呕吐，每日使用开塞露后可排大便 1 次，质稀烂，量少，时夹有黏液，无血便，无发热寒战，无胸闷气促，小便正常，睡眠较差，口干，舌淡暗，苔白腻，脉弦细。

诊断：腺癌伴不完全性肠梗阻。

辨证：气阴两虚，气滞湿阻。

治法：补气养阴，行气化湿。

处方：党参 45g，北沙参 20g，白术 30g，熟地黄 20g，麦冬 15g，香附 10g，甘草片 5g，藿香 15g，佩兰 10g，枳壳 15g，虎杖 15g，薏苡仁 30g，火麻仁 20g。共 7 剂，水煎服，日 1 剂，分早晚 2 次服用。同时配合中药外敷及中药保留灌肠。

二诊：上方连续服用 7 剂后，患者腹胀痛症状较前改善，无恶心呕吐，舌淡暗，苔白腻，脉弦细。在上方的基础上去藿香、佩兰，加牡丹皮 15g，莪术 15g。7 剂，水煎服，日 1 剂，分早晚 2 次服用。继续配合中药外敷及中药保留灌肠。

三诊：患者疲劳改善，腹胀痛改善，继续内外治法相结合治疗，病情稳定，长期随诊。

按语：患者为老年男性，90 岁高龄，结肠癌术后复发，出现不完全性肠梗阻导致腹胀腹痛等临床症状，不完全性肠梗阻可考虑保守治疗，现代医学治疗主要是禁食禁水、胃肠减压等手段，中医药则强调辨证论治、内外结合、扶正祛邪从而促进患者胃肠功能恢复。"六腑以通为用"，老年患者多本为虚，标为实，该患者正气亏虚，腑气不通故而出现腹胀痛、恶心呕吐等消化道症状，为脾胃之气受损，腑气不通，升降失调，运化失司，考虑病位在肠，从脾、肝、肾脏论治，结合舌脉，辨证为气阴两虚、气滞湿阻证，治当补气养阴、行气化湿。方中用较大剂量党参为君药以健脾益气，化生推动之力，白术、沙参、熟地黄、麦冬，益气养阴，共奏补益之功。枳壳行气通腑，火麻仁润肠通便，合用则通中有润而不伤正，保留了枳壳的行气之力，又有火麻仁的甘平之润性，尤其适合腑气不通的老年患者。薏苡仁健脾祛湿排脓，虎杖活血利湿解毒，两者合用以驱癌邪外出。同时配合藿香、佩兰化湿止呕，香附开郁止痛，加之甘草缓急止痛、调和诸药，改善腹痛、呕吐等症。二诊，患者腹胀痛症状改善，无恶心呕吐，在上方的基础上去藿香、佩兰，加莪术、牡丹皮，均有活血消癥之效。三诊，患者腹胀痛逐渐改善，疲劳改善，腑气通而正气得复，故逐渐增予地龙、土鳖虫之属以攻癌毒散癥结。

第六节　化疗相关性骨髓抑制

骨髓抑制是恶性肿瘤化疗后常见并发症之一，临床中常影响治疗的进行，现代医学应用集落刺激因子(CSF)、血小板生成素(TPO)等取得一定疗效，但临床应用仍有一定的局限和不足。王昌俊教授将传统中医理论和现代肿瘤医学研究的先进成果有机结合，根据中医"益气生血""补肾填精""精血相生""脾胃乃气血生化之源""血有生路"和"少火生气"理论，采用大剂补气药（新开河参、红参、黄芪等）、补肾填精药（补骨脂、黄精、鹿角胶等），小剂活血通络药（莪术、鸡血藤等）、健运脾胃药（炒白术、鸡内金、炒谷芽、春砂仁等）合小剂温阳助阳药（桂枝等）治疗化疗相关性的骨髓抑制，疗效显著，值得推广应用。

一、辨治思路

（一）扶正补虚为化疗相关性骨髓抑制的治疗原则

肿瘤患者化疗后骨髓抑制的临床表现多样，多见乏力气短、头晕心慌、自汗盗汗、面色萎黄或苍白、腰膝酸软、畏寒肢冷、舌淡、脉细弱等，临床上各位医家对其辨证总结亦存在差异，但基本公认其以机体虚衰证候为主，即使有实证、热证表现，也几乎同时合并虚衰证候，且虚弱常常就是患者的主诉。所以化疗药在攻"邪"的同时，常使人体正气受损，导致患者脾胃运化功能失常，进而致患者脾肾虚损、气血亏虚，可见化疗药药毒重点损伤脾肾二脏，耗气伤血。王教授在临床上根据治疗肿瘤的体会，采用辨证与辨病相结合，在辨证的基础上适当加用对化疗药毒有解毒作用的药物（如白花蛇舌草、生半夏、半枝莲、半边莲、郁金、姜黄等），结合中医防治肿瘤化疗后骨髓抑制的研究结果，进一步归纳肿瘤化疗相关性骨髓抑制患者的主要病机为气血耗伤、脾胃功能失调及肝肾亏虚。因此，扶正补虚为治疗化疗相关性骨髓抑制的基本中医治疗原则。

1. 益气生血，补气为先　王教授认为，因化疗药物药性峻猛，中医可归为药毒。当其直接进入机体，可耗伤正气、销蚀阴血，而致气血亏损，故化疗相关性骨髓抑制属于急性虚证，必须要运用重剂才能力挽狂澜。特别强调生血治疗中，补气是第一位的。清代李中梓《医宗必读》说："血气俱要，而补气在补血之先。"《温病条辨》说："善治血者，不求之有形之血，而求之无形之气。"《景岳全书》还说："有形之血难以速生，无形之气所当急固。"故王昌俊教授在临床用药时，依据"气能生血""气为血之帅，治血先治气""有形之血生于无形之气"理论，常在补血方剂中，重用大剂量补气药治疗这种急性虚证。其常用的补血方剂有当归补血汤、归脾汤、人参养荣汤等。现代医学临床研究也显示，当归补血汤等以益气活血为法的方剂能够减轻化疗后骨髓抑制。人参可大补元气、补脾益肺、安神益智，黄芪可补气升阳、益卫固表、脱毒生肌、利水消肿。故大剂量补气中药的运用上，王教授尤喜用新开河参、红参和黄芪（≥60g），补气为要，以资化源，使气旺血生。

2. 精血相生，补肾填精能生血 精血在一定条件下是可以相生、相资、相用的，但精血并不是直接相互转化的，而是通过肝肾的"母子"关系间接相生。故《素问·阴阳应象大论》揭示说："肾生骨髓，髓生肝。""肾"是通过"髓"生进而养"肝"而体现"母子"联系的。肝藏血，肾藏精，肝病及肾。临证上，肝血不足常无以濡养肾精，最终导致肝肾亏虚，精血不足。故王教授经常强调，精血二者能相互资生，相互转化，精能生血，血能生精，且均化源于脾胃运化的水谷精微，这称为肝肾同源，亦称"精血同源"。

肾为先天之本，主藏精。精既包括先天之精，又包括五脏六腑后天之精。肾还主骨，骨藏髓，而精能生髓，髓又能化血。因此，肾-精-骨-髓-血组成一个完整的系统，有其内在联系。肾精充足，则骨骼健壮，骨髓充满，精血则化生有源。故《素问·生气通天论》提到："骨髓坚固，气血皆从。"可见，中医学早已认识到骨髓是人体造血器官，骨髓可以生血，肾精为化血之源。同时，肾中之命门为元气之所系，十二经之根，生化之源，也是温煦、促进血液生化的原动力之所在。所以，中医有"生血根本在于肾"之说。

王教授根据其长期临证经验，认为化疗相关性骨髓抑制其病位在骨髓，而肾主骨、生髓，故处方上常选用补骨脂、黄精、女贞子、枸杞子、鹿角胶等补肾填精，使精旺而血生。此乃治本之法，可调动人体自身的抗癌潜能，促使正气恢复。

3. 脾胃为源，健脾养胃使补而不壅　中医认为脾胃乃气血化生之源，脾胃运化功能正常，则血液生成自然源源不断。况且化疗药毒往往直中脾胃，患者多见一派脾胃虚损、呆滞之象。所以，王教授提醒，补血必须先健脾和胃，脾胃强健则气血生化不绝。各医家治疗骨髓抑制的中药方剂多喜用滋补强壮药，若患者中焦不得健运，一味峻补，滋补亦很难奏效。故王教授的处方常搭配理气健脾、消滞和胃之品，如枳壳、厚朴、春砂仁、陈皮、半夏、炒白术、鸡内金、炒谷芽等，使之补而不腻、补而不壅，以通导助滋补。

其中，在健脾与补肾上王教授也有一定的用药法度。骨髓抑制初期，王教授认为若中焦未得健运，滋补亦难奏效，故常以健脾为主，补肾为辅；待到中焦脾胃健运，则调转矛头，滋补下焦，以补肾为主，健脾为辅，此与贾英杰教授等治疗化疗后骨髓抑制的经验有异曲同工之处。由此可见王教授灵活辨证，时时不忘治取中焦脾胃之奥妙。

（二）血有生路，活血通络而推陈致新

王清任谓："周身之气通而不滞，血活而不瘀。气通血活，何患疾病不除？"王教授认为，无论脾胃所化之营血，或精髓所化之血，都必须通过经脉和髓道进行释放和传输，并循环全身。精髓化

血，禀于先天，而养于后天，后天水谷之精微，五脏六腑之精，亦赖经脉输送，汇于冲脉——血海，与肾之大络相会以滋肾，以营骨髓。如气血瘀阻，脉道不通，就会造成骨髓乏养而枯竭，致使血液生化无由。恶性肿瘤常由痰饮、瘀血等病理产物搏结凝聚而成，故患者常存在血液高凝状态，化疗药物直中血脉，在其"以毒攻毒"治疗恶性肿瘤时，可损伤血络骨髓，阴血伤耗，引发血脉空虚，血行不畅，加重了瘀毒互结的病理过程。因此治疗肿瘤化疗引发的骨髓抑制应适当辅以活血化瘀之法。

王教授在治疗骨髓抑制时，常在大剂量补气药的基础上佐加小剂活血通络药（莪术、鸡血藤等），细究其用药规律，不拘泥于活血通络，而是更加重视气血同调，旨在使周身气机调畅，血行通达，从而推陈出新，使邪有出路，血有生路。

（三）温阳能化气，而少火能生气

阳气是人体物质代谢和生理功能的原动力，是人体生殖、生长、发育、衰老和死亡的决定因素。阳气还具有温养全身组织、维护脏腑正常生理功能的作用。王教授强调并指出，人体精、血物质的生成和转化一定需要阳气的温养和提供原动力，否则精、血就会生成不足，精血互生、互化的进程就会受到阻滞，阳气虚就会出现人体正常生理活动减弱或衰退。故王教授治疗化疗后的患者，并不拘泥于癌症"热毒"之说，而是根据患者的正虚程度，酌情配用小剂温阳助阳药（如桂枝、干姜等），并且强调仅是短期、小剂量佐用，见好就收，以期起到阳能化气，少火生气的效果，使养阴而无凝滞之弊，温阳而无燥热之害。对此类病证，建议勿投以重剂大辛大热之品，如乌、附之类，以免"壮火食气"和损伤元阴。

二、医案举隅

患者，女，56岁。初诊日期：2015年6月14日。

现病史：确诊为右乳腺浸润性导管癌并（腋下）淋巴结转移，2015年2月25日在广东省人民医院行保乳手术，术后予紫杉醇＋环磷酰胺化疗6个周期。但行第2周期化疗前复查血象示：WBC1.39×10^9/L，NEUT0.69×10^9/L，RBC2.45×10^{12}/L，HGB98g/L，PLT237×10^9/L。考虑化疗后骨髓抑制，推迟化疗，使用重组人粒细胞集落刺激因子（CSF）升高白细胞1周，复查示：WBC2.12×10^9/L，NEUT1.42×10^9/L，RBC3.05×10^{12}/L，HGB102g/L，PLT186×10^9/L。遂求诊中医。症见患者疲倦乏力，腰困，纳食差，二便尚调，夜寐安。舌淡，苔白，脉细弱。

诊断：乳腺癌后骨髓抑制。

辨证：脾肾亏虚，气血不足。

治法：健脾补肾，益气养血。

处方：新开河参（另煎）10g，黄芪60g，当归10g，补骨脂10g，黄精15g，鹿角胶（烊化）6g，炒白术15g，鸡内金10g，炒谷芽15g，春砂仁（后下）10g，莪术10g，鸡血藤30g。5剂，水煎服。

服后复查血象示：WBC4.6×10^9/L，NEUT1.72×10^9/L，RBC3.55×10^{12}/L，HGB112g/L，PLT209×10^9/L。符合化疗条件，继续行辅助化疗。

二诊：待患者完成4周期辅助化疗后，出现顽固的骨髓抑制，经常规使用升白针和升血小板针后多次复查血常规三系仍减少：

WBC1.16×10^9/L，NEUT0.82×10^9/L，RBC2.55×10^{12}/L，HGB71g/L，PLT65×10^9/L。上述经验方患者照常服用 1 周后血细胞提高缓慢，医生建议其输注红细胞和血小板成分血，但患者拒绝，要求继续尝试中医治疗。

王教授加减经验方如下：新开河参（另煎）10g，黄芪 60g，当归 10g，补骨脂 10g，黄精 15g，阿胶 30g（早晚各 15g，烊化），炒白术 15g，鸡内金 10g，炒谷芽 15g，春砂仁（后下）10g，莪术 10g，鸡血藤 30g，桂枝 10g，女贞子 10g。7 剂。

三诊：服药 7 剂后复诊，患者乏力、头昏症状明显好转，纳食改善，二便调，寐安，舌淡，苔薄白，脉弦细，尺脉沉。复查血象示：WBC3.79×10^9/L，NEUT1.89×10^9/L，RBC3.75×10^{12}/L，HGB101g/L，PLT114×10^9/L。

按语： 本例患者在多次化疗攻伐打击之下，元气大伤，肾精亏耗，气血生化乏源。王教授在前方基础上再加入小剂桂枝以振奋元阳，少火生气；改阿胶养血补血；女贞子滋补肾精，正切合重度骨髓抑制的病机特点。王教授还点出，用桂枝较附子无毒，对围化疗期肿瘤患者不会有伐正之虞。

综上所述，以上王教授的治疗经验在临床实践中都不是一成不变、生搬硬套的，一定要立足中医整体观，在辨证论治的基础上随证加减，综合灵活运用。方中新开河参、黄芪大补元气，佐以小剂量当归以益气生血；补骨脂、黄精和鹿角胶补肾填精，特别鹿角胶是血肉有情之品，可以直接益精化生阴血；炒白术、鸡内金、炒谷芽和春砂仁健运中焦脾胃，使气血生化成为有源之活水；再搭配上小剂活血通络药莪术和鸡血藤使血有生路，不至于生化无源。如

WHO 将放化疗骨髓抑制程度分为 0～Ⅳ级，0 级骨髓抑制患者常常需增加营养供应，辅助健运脾胃，促进气血生化的汤药即可；Ⅰ级的患者汤药就要用上"益气生血""脾胃乃气血生化之源"这两个思路；Ⅱ级骨髓抑制的患者就要在"益气生血""脾胃乃气血生化之源"的思路上加减"补肾填精""精血相生""血有生路"的药物；Ⅲ级骨髓抑制的治疗就要综合运用上"益气生血""补肾填精""精血相生""脾胃乃气血生化之源""血有生路"和"少火生气"的思路，必要时给予西药对症治疗和成分血输注治疗；Ⅳ级骨髓抑制患者常常要给予西药对症治疗和成分血输注，在西医快速"扶正"的基础上同时给予以上Ⅲ级骨髓抑制的中药辨治思路。

对于需要化疗多个疗程，反复出现骨髓抑制，到后期常规升白细胞治疗手段治疗效果不佳者，王教授强调这时一定要重视"血有生路"和"少火生气"这两个治疗思路，在之前的汤剂中加入这两个经验思路的代表用药，并随证加减，常可收到"枯木逢春、老井生水"的良效。

参考文献

[1] 黄旭晖，林举择，王昌俊. 王昌俊教授中医药治疗肿瘤临证经验 [J]. 光明中医，2020，35（17）：2661-2663.

[2] 陈庆强，陈力舟，王昌俊，等. 蟾冰膏外敷治疗癌症疼痛278 例 [J]. 新中医，2003（10）：49.

[3] 刘芃昊，王裕马，文斌. 脑肿瘤免疫治疗及转化研究进展 [J]. 中国现代神经疾病杂志，2020，20（02）：79-85.

[4] 张舒惠，张定中. 综合性探讨脑瘤的诊断及特点 [J]. 世界最新医学信息文摘，2019，19（26）：293-297.

[5] 彭涛，沈敏鹤，阮善明. 脑肿瘤中医辨治体会 [J]. 中医杂志，2015，56（10）：884-885.

[6] 黄维琳，梁枫，汪荣斌，等. 天南星抗肿瘤作用研究进展 [J]. 承德医学院学报，2017，24（03）：221-223.

[7] 郭天灏，周红光. 基于癌毒理论浅谈虫类药在肿瘤治疗中的应用 [J]. 时珍国医国药，2019，30（05）：1163-1165.

[8] 李亮，丛建军. 脑肿瘤卒中与脑出血的 CT 诊断及鉴别诊断探讨 [J]. 中华肿瘤防治杂志，2019，26（S1）：14-15.

[9] 陈永军，冯文．神经内镜下微创显微手术治疗囊性脑肿瘤的临床疗效观察 [J]. 医学综述，2020，26（07）：1444-1447.

[10] 张龙，张功义，侯玉武，等．脑肿瘤单纯放疗或术后放疗后占位形成的再手术 [J]. 中华神经外科疾病研究杂志，2016，15，（05）：448-449.

[11] 齐彦，张素娟．替莫唑胺联合放疗对脑肿瘤疗效的临床研究 [J]. 世界最新医学信息文摘，2019，19（09）：130-141.

[12] 刘十华，李华．靶向治疗联合化疗在脑肿瘤患者中的应用效果 [J]. 中国现代医生，2019，57（15）：77-79.

[13] 林美端，李慧娟．优质护理在脑肿瘤患者术后改善生命质量和睡眠质量的效果观察 [J]. 世界睡眠医学杂志，2019，6（12）：1744-1745.

[14] 李莉华．认知行为护理干预对脑肿瘤患者生活质量的影响 [J]. 现代医院，2017，17（10）：1557-1560.

[15] 于璟璐，王立芳，邓海滨．徐振晔治疗脑瘤经验 [J]. 中国中医药信息杂志，2020，27（04）：111-113.

[16] 孙倩倩，郝庆伟，冯正权．冯正权从肝风论治脑肿瘤临床经验介绍 [J]. 新中医，2017，49（04）：180-182.

[17] 王庚晨，王玉瑞．桂枝汤治疗脑肿瘤术后多汗症临床观察 [J]. 罕少疾病杂志，2019，26（01）：15-17.

[18] 谢芳，韦小白，张玺炜，等．通络益智汤预防脑恶性肿瘤颅脑放疗患者认知损害临床研究 [J]. 中国中医药信息杂志，2019，26，（03）：11-15.

[19] 师金，梁迪，李道娟，等．全球女性乳腺癌流行情况研究

[J]. 中国肿瘤，2017，26（09）：683-690.

[20] 戴金芳，赵益，孙有智．乳腺癌中医病因病机探析 [J]. 光明中医，2017，32（07）：1069-1072.

[21] 许楠，王旭，陆澄．肝郁证在乳腺癌中的研究进展 [J]. 世界科学技术—中医药现代化，2014，16（11）：2449-2453.

[22] 孟萌，郭晶磊，文小平．乳腺癌病名与病机文献考 [J]. 四川中医，2015，33（07）：20-22.

[23] 郭艳静，刘丽芳．中医中药治疗乳腺癌临床研究进展 [J]. 中华中医药学刊，2012，31（08）：1774-1777.

[24] 丁玲，刘丽芳，吴世婷，等．中医学对乳腺癌的认识及研究进展 [J]. 湖南中医杂志，2015，31（08）：186-188.

[25] 贾晋斌，倪淑欣．肝癌治疗新药临床研究进展 [J]. 中国医药生物技术，2011，6（2）：131-133.

[26] 陈小峰，平碧春．中医药治疗原发性肝癌的若干问题探讨 [J]. 福建中医药大学学报，2011，21（03）：50-52.

[27] 钱彦方．肝癌临证探讨 [J]. 中国中医药信息杂志，2006，13（01）：93-94.

[28] 黄金昶．原发性肝癌中医治疗体会 [J]. 中国临床医生，2006，34（10）：59-60.

[29] 钱彦方，腰向颖．中医药论治肝癌21例分析 [J]. 河北中医药学报，2010，2（03）：13-14.

[30]XIA Y，WU Q J，WANG H Y，et al.Global，regional and national burden of gout，1990-2017：a systematic analysis of the Global Burden of Disease Study [J].Rheumatology（Oxford，England），2020，

59（7）：1529-1538.

[31] 金一顺 . 郁仁存教授治疗胃癌经验 [J]. 光明中医，2017，32（24）：3536-3539.

[32] 孔存霞，裴正学，李育民 . 裴正学治疗胃癌的经验 [J]. 国医论坛，2019，1（34）：55-56.

[33] 陶鹤云，邹玺 . 王居祥治疗胃癌经验 [J]. 吉林中医药，2021，1（41）：39-42.

[34] 蒋昱雯，刘家云，顾剑雄，等 . 刘沈林教授"两期"论治胃癌经验 [J]. 中国中医药现代远程教育，2021，6（19）：65-68.

[35] 张成铭 . 周仲瑛教授复法大方治疗恶性肿瘤的学术思想探讨 [D]. 南京：南京中医药大学，2003.

[36] 王杰，赵润元，杜艳茹 . 李佃贵教授治疗胃癌经验 [J]. 时珍国医国药，2018，10（29）：2505-2506.

[37] 张飞春，李中信，杜文平 . 守宫抗肿瘤研究进展 [J]. 河北中医，2009，1（31）：144-145.

[38] 王四旺，朱玲 . 复方蟾皮胶囊对晚期消化道肿瘤近期疗效的观察 [J]. 第四军医大学学报，1996. 17（2）：97-100.

[39] 李国文，曾山崎，李莉珊，等 . 数字化远程医疗模式在社区大肠癌筛查中的应用与评价 [J]. 现代医院，2014，14（04）：141-143.

[40] 黄邦荣 . 裴正学教授治疗大肠癌经验 [J]. 中医研究，2013，26（05）：56-59.

[41] 胡凤山 . 郁仁存教授学术思想和临床经验总结与益气活血解毒方联合化疗治疗晚期胃癌的临床观察 [D]. 北京：北京中医药

大学，2011.

[42] 武迎梅. 李建生治疗结直脑癌的经验 [J]. 北京中医，2004，23（4）：2012-2013.

[43] 余莉芳，李勇. 上海名老中医治疗消化病经验精粹 [M]. 北京：中国中医药出版社，2007.

[44] 丁金芳，黄云胜，李明花，等. 施志明治疗大肠癌经验举要 [J]. 上海中医药杂志，2007，41（05）：43-44.

[45] 张俊仲，周冰，王迎东，等. 结直肠癌中医证候调查及特征分析 [J]. 湖南中医杂志，2015，31（01）：6-9.

[46] 陈锐深. 现代中医肿瘤学 [M]. 北京. 人民卫生出版社，2003.

[47] 罗元恺. 肾气·天癸·冲任的探讨及其与妇科的关系 [J]. 上海中医药杂志，1983（1）：11-13.

[48] 林举择，梁荣华，黄旭晖. 王昌俊教授治疗化疗相关性骨髓抑制的经验 [J]. 环球中医药，2018，11（08）：1310-1312.

[49]Chen W，Zheng R，Baade PD，et al.Cancer statistics in China，2015[J].CA Cancer J Clin，2021，66（2）：115-132.

[50] 刘芳. 子宫内膜癌术后绝经综合征的中医药治疗方案研究 [D]. 南京：南京中医药大学，2014.

[51] 王淳，陈姣洁，宋莹莹. 中药灌肠法在妇科疾病的应用 [J]. 中医外治杂志，2011，20（06）：57-58.

[52]AREND R C，JONES B A，ALBA M，et al. Endometrial cancer：Molecular markers and management of advanced stage disease [J]. Gynecologic oncology，2018，150（3）：569-580.

[53] 陈慧，周思园，孙振球 . 常见妇科三大恶性肿瘤的流行及疾病负担研究现状 [J]. 中国现代医学杂志，2015，25（06）：108-112.

[54] 金明珠，狄文 . 子宫内膜癌分型的研究进展 [J]. 国际妇产科学杂志，2020，47（01）：15-18.

[55] 中国抗癌协会妇科肿瘤专业委员会 . 子宫内膜癌诊断与治疗指南（第四版）[J]. 中国实用妇科与产科杂志，2018，34（08）：880-885.

[56] 张英兰 . 子宫内膜癌患者生存预后分析及早期筛查 [D]. 北京：中国医学科学院北京协和医学院，2016.

[57] Li Y，Guo W，Liu S，et al.Silencing transmembrane protein 45B （TNEM45B）inhibits proliferation，invasion，and tumorigenesis in osteosarcoma cells[J].Oncology Research Featuring Preclinical & Clinical Cancer Therapeutics，2017，25（6）：1021-1026.

[58]Li X，Yang Z，Han W，et al.Fangchinoline suppresses the proliferation，invasion and tumorigenesis of human osteosarcoma cells through the inhibition of PI3K and downstream signaling pathways[J].Int J Mol Med，2017，40（2）：311-318.

[59] 柴丽，董良仓 . 两种方案对治疗高分化骨肉瘤患者的 5 年无瘤生存率分析 [J]. 检验医学与临床，2013（10）：1138-1140.

[60] Liu J A，Wang S A B，Zhang Y A，et al.Traditional Chinese medicine and cancer：History，present situation，and development [J]. Thoracic Cancer，2015，6（5）：561-569.

[61] 高秉钧 . 疡科心得集 [M]. 北京：人民卫生出版社，2006.

[62] 张介宾 . 景岳全书 [M]. 李继明，整理 . 北京：人民卫生出版社，2011.

[63]Freddie Bray JFIS.Global Cancer Statistics 2018：GLOBOCAN Estimates of Incidence and Mortality Worldwide for 36 Cancers in 185 Countries[J]. CA Cancer J Clin，2018，68（06）：394.

[64] 肖志伟 . 林丽珠教授治疗恶性淋巴瘤经验 [J]. 湖南中医杂志，2010，26（03）：46-47.

[65] 朴炳奎 . 恶性淋巴瘤的中医诊治体会 [J]. 江苏中医药，2008，40（09）：5-6.

[66] 陈卫建，吴文君 . 林洪生治疗恶性淋巴瘤经验 [J]. 浙江中西医结合杂志，2016，26（07）：600-602.

[67] 秦善文 . 中西医结合治疗癌性发热 [J]. 光明中医，2008，23（10）：1568.

[68] 陈五一 . 调和阴阳法治疗晚期肿瘤发热 [J]. 世界中医药，2009，4（01）：24.

[69] 罗毅 . 中医治疗癌性发热的探讨 [J]. 辽宁中医药大学学报，2008，10（08）：22.

[70] 陈慧慧，冯明建，朱海芳，等 . 阿胶药理研究进展 [J]. 中国药物评价，2014，31（01）：23-26.

[71] 聂奔，付文胜，丁铌，等 . 中医外治法在恶性肿瘤治疗中的应用 [J]. 中医杂志，2018，59（07）：621-624.

[72] 贾英杰 . 中西医结合肿瘤学 [M]. 武汉：华中科技大学出版社，2009：29-32.

[73] 李克雄，曾普华，郤文辉，等 . 基于"癌毒致虚"理论探

讨肿瘤恶病质的中医药治疗 [J]. 亚太传统医药，2019，15（10）：90-92.

[74] 周竞峥，刘勇，付玲 . 罗玲从阴虚血瘀辨治晚期恶性肿瘤经验举隅 [J]. 山西中医，2016，32（04）：4-6.

[75] 夏孟蛟，金钊，郑川，等 . "寒湿入营"与肿瘤恶病质 [J]. 时珍国医国药，2018，29（03）：646-648.

[76]Elkina Y，Palus S，Tschirner A，et al.Tandospirone reduces wasting and improves cardiac function in experimental cancer cachexia[J].Int J Cardiol，2013，170（2）：160-166.

[77]DEV R. Measuring cachexia-diagnostic criteria[J].Ann Palliat Med，2019，8（1）：24-32.

[78]FEARON K，STRASSER F，ANKER S D，et al.Definition and classification of cancer cachexia：an international consensus[J]. Lancet Oncol，2011，12（5）：489-495.

[79]MATTOX T W. Cancer cachexia：cause，diagnosis，and treatment[J]. Nutr Clin Pract，2017，32（5）：599-606.

[80]Krouse RS. Surgical palliation of bowel obstruction[J]. Gastroenterol Clin North Am，2006，35（1）：143-151.

[81] 周兰，高红芳，曹剑，等 . 辛开苦降法辨治恶性肠梗阻 [J]. 河南中医，2020，40（01）：43-46.

[82] 王媛媛，廖群标，任亚冰，等 . 针刺联合大承气汤中药贴敷治疗转移性恶性肠梗阻 [J]. 中医杂志，2019，60（08）：711-713.

[83] 陈彻，李幼生 . 恶性肠梗阻的治疗 [J]. 实用临床医药杂志，2005，9（09）：43-45.

[84] 王婷，马晓莉.中药外治法辅助治疗粘连性肠梗阻的临床研究进展 [J].环球中医药，2013，6（02）：147-150.

[85] 红艳，李苏宜.恶性肠梗阻的诊治进展 [J].肿瘤学杂志，2014（08）：625-630.

[86] 王亚雷.肠梗阻的病因及临床病理分析 [J].中国医药指南，2014，12（05）：258-259.

[87] 陈慧慧，冯明建，朱海芳，等.阿胶药理研究进展 [J].中国药物评价，2014，31（1）：23-26.

[88] 聂奔，付文胜，丁铌，等.中医外治法在恶性肿瘤治疗中的应用 [J].中医杂志，2018，59（7）：621-624.

[89] 罗仁，曹文富.中医内科学 [M].北京：科学出版社，2012.

[90] 刘松楠，王庆国，王雪茜，等.从"治病求本"探析叶天士辨治虚喘经验 [J].中医药导报，2009，24（18）：7-10.

[91] 周德生，谭光波.临证指南医论释义 [M].太原：山西科学技术出版社，2011.